心电图 诊断掌中宝
（彩图版）

11m®
可视化心电图图书品牌

程硕韬　苏　立　主编
殷跃辉　主　审

ST段抬高

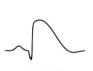
Q波形成

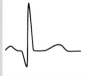
陈旧性心肌梗死

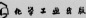
Myocardial Infarction

化学工业出版社
·北京·

本书用19个章节系统全面地介绍了临床心电图诊断所需的心电图基本图形、各种波段的识别、测量，各种变异心电图、波段异常、心律异常的鉴别诊断，各种心脏疾病、药物作用与电解质紊乱时的异常心电图表现，并对临床常见的各种心电现象、起搏器心电图、心电图伪差进行了系统全面的总结。本书不仅用简洁明了的文字阐述了各种心电图的特征和诊断标准，还配有大量有代表性的实例心电图和彩色图解图，并对这些图的病情、图形特征和临床意义等进行了有针对性地文字描述。本书还通过临床指引栏目对与心电图诊断有关的临床治疗、病理、疾病知识进行了有针对性地描述。本书内容全面、简洁、实用，图片精美，指导性强。可作为临床医师学习心电图诊断及查阅心电图知识的随身读物。

图书在版编目（CIP）数据

心电图诊断掌中宝：彩图版/程硕韬，苏立主编．
北京：化学工业出版社，2017.9（2024.2重印）
　ISBN 978-7-122-30227-4

　Ⅰ．①心⋯　Ⅱ．①程⋯　②苏⋯　Ⅲ．①心电图-
诊断　Ⅳ．①R540.4

中国版本图书馆CIP数据核字（2017）第165617号

责任编辑：赵兰江　　　　　　　　装帧设计：张　辉
责任校对：宋　玮

出版发行：化学工业出版社（北京市东城区青年湖南街13号
　　　　　邮政编码100011）
印　　装：盛大（天津）印刷有限公司
880mm×1230mm　1/64　印张4¾　字数190千字
2024年2月北京第1版第10次印刷

购书咨询：010-64518888　　售后服务：010-64518899
网　　址：http://www.cip.com.cn
凡购买本书，如有缺损质量问题，本社销售中心负责调换。

定　　价：39.00元

编写人员名单

主　编　程硕韬　苏　立
主　审　殷跃辉
副主编　刘增长　鲁润鹏　刘晓莉

编　者
程硕韬　深圳市孙逸仙心血管医院
陈伟杰　重庆医科大学附属第二医院
储慧明　宁波市第一医院
杜华安　重庆医科大学附属第二医院
凌智瑜　重庆医科大学附属第二医院
刘　菲　广东省普宁华侨医院
刘　彤　天津医科大学第二医院心脏科
刘晓莉　重庆医科大学附属第二医院
刘增长　重庆医科大学附属第二医院
鲁润鹏　天津市东丽医院
苏　立　重庆医科大学附属第二医院
肖培林　重庆医科大学附属第二医院
徐艳萍　重庆医科大学附属第二医院
喻　扬　第三军医大学附属新桥医院
周小波　天津市东丽医院
周庭权　上海交通大学医学院附属第九人民医院

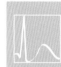

Electrocardiogram

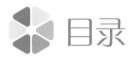

目录

第 4 章　心肌梗死

第 5 章　药物、电解质紊乱对心电图的影响

第 6 章　心律失常基础

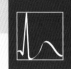

第1章

心电图基础知识

第一节 心电图导联

常用的心电导联系统称为 Wilson 12 导联。

1. 肢体导联

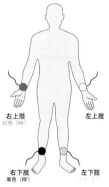

右上肢
红色（RA）

左上肢

右下肢
黑色（RF）

左下肢

图 1-1 肢体导联

有红、黄、绿、黑四种颜色的电极。这些电极中红色连接右手，黄色连接左手，绿色连接左下肢，黑色连接右下肢（图 1-1）。

2. 胸前导联

V_1：胸骨右缘第四肋间交界处；

V_2：胸骨左缘第四肋间交界处；

V_3：V_2 与 V_4 连线中点；

V_4：左锁骨中线与第五肋间交界处；

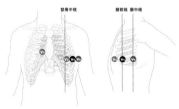

图 1-2 常规胸导联

V_5：左腋前线与 V_4 同一水平面交界处；

V_6：左腋中线与 $V_4 \sim V_5$ 同一水平面交界处（图1-2）。

■ 3. 附加右胸导联

V_{3R}：V_1 与 V_{4R} 连线中点；

V_{4R}：右锁骨中线与第五肋间交界处；

V_{5R}：右腋前线与 V_{4R} 同一水平面交界处（图1-3）。

■ 4. 附加后壁导联

V_7：左腋后线与 $V_4 \sim V_6$ 导联同一水面平交界处；

V_8：左肩胛下线与 $V_4 \sim V_7$ 导联同一水平面交界处；

V_9：左脊椎旁线与 $V_4 \sim V_8$ 导联同一水平面交界处（图1-3）。

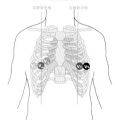

右胸导联

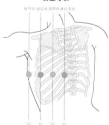

后壁导联

图1-3　右胸和后壁导联

第二节　心电图记录纸的定标

心电图图形记录在特殊的坐标纸上。每一条直线间相隔1mm，横线代表时间，竖线代表电压（图1-4）。

■ 1. 时间

国际上规定当心电图纸的移动速度为25mm/s，横向1mm为40ms；大方格由5个小格组成，时距为200ms。

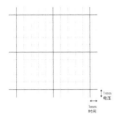

图 1-4　心电图纸的坐标

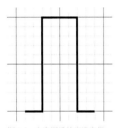

图 1-5　心电图纸的定准电压
标准心电图的定准电压即为输出 1mV 电压，心电图波形偏移 10mm

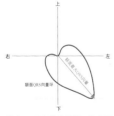

图 1-6　心电轴示意图，最大额面 QRS 向量即为心电轴

2. 电压

每描记一份心电图，外加 1mV 电压时，基线应准确地抬高 10mm，这外加的 1mV 电压称为定准电压（图 1-5）。

为了临床和心电图分析的实际需要，在除外 25mm/s 和 10mm/mV 的标准心电图外，厂家还通常将走纸速度另外设为 12.5mm/s、50mm/s 和定准电压另外设为 2.5mm/mV、5mm/mV、20mm/mV 等几种模式。因此，在判读心电图时，应首先观察心电图的走纸速度和定准电压。本书如无特殊说明，心电图均指标准心电图，省略定准电压。

第三节　心电轴

心电轴又称平均心电轴，是心室除极过程中全部瞬间向量的综合向量在额面的投影。

心电轴具有空间性，有上下、左右、前后之分，包括 P、QRS、T 电轴，通常所称心电轴是指 QRS 电轴。连接额面 QRS 向量环的起点和最大偏移处，形成 QRS 综合向量，既有大小又有方向，即为心电轴（图 1-6）。

1. 额面 QRS 电轴的测量

理论上应用求积仪测定任何两个肢

体导联中的 QRS 波面积来计算心电轴
更为精确，但实际中多采用 QRS 的振
幅（电压）来测定电轴。

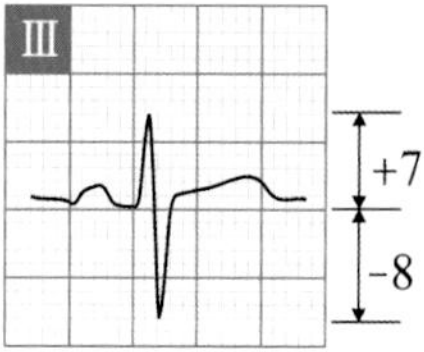

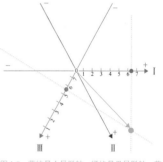

图 1-7　计算 QRS 波振幅（电压）
代数和：正向波 7mm，负向波
8mm，结果为（+7）+（-8）=-

⊙ 查表法

心电专业书上皆有电轴计算表，
用于查阅额面 QRS 电轴。测出 I 和 III
导联 QRS 电压的代数和，然后在电轴
计算表上分别找出 I 和 III 导联 QRS 波
电压的代数和数值，两者垂直相交的
数字即为平均电轴（图 1-7）。若 I、
III 导联电压数值超过表内数值，可折
半后再查表。

⊙ 六轴系统坐标法

按六轴系统划出 I、
II、III 导联轴，相交点为
"0" 点，每两个导联相交
成 60°。计算 I、III 导联
QRS 振幅代数和，并在各
自导联轴上找到相应数值，
再由此点做垂直线，"0"
点与这两条垂线交点的连
线，即为 QRS 电轴的方向
（图 1-8）。

图 1-8　蓝线是 I 导联轴，橙线是 III 导联轴，蓝
色圆点为 I 导联计算所得 QRS 电压代数和，橙
色圆点为 III 导联计算所得 QRS 电压代数和，从
各自圆点处做导联轴的垂线，两线相交于绿色圆
点处，连接 0 点和绿色原点，即为心电轴。

⊙ 目测法

根据单个标准导联的
QRS 波形，即可粗略估算

• 一个简单的方法可以帮助判断电轴左右偏移。左手代表Ⅰ导联，右手代表Ⅲ导联。Ⅰ、Ⅲ导联QRS电压为正，举左手和举右手，电轴不偏；单举左手，电轴左偏；单举右手，电轴右偏；两手均不举，电轴极右偏。

临床指引

QRS电轴偏移的原因

• 心脏位置的改变
• 心室肥厚
• 左前分支阻滞
• 左后分支阻滞
• 双束支阻滞
• 心室预激
• 下壁心肌梗死
• 高侧壁心肌梗死
• 室性早搏
• 室上早搏伴差传
• 假性电轴左偏
• $S_ⅠS_ⅡS_Ⅲ$综合征
• 心室起搏
• 左右手接反
• 右位心

出电轴的度数。其原则如下：

①Ⅰ导联QRS波振幅代数和为正，Ⅲ导联为正，电轴正常；

②Ⅰ导联QRS波振幅代数和为正，Ⅲ导联为负，电轴左偏；

③Ⅰ导联QRS波振幅代数和为负，Ⅲ导联为正，电轴右偏；

④Ⅰ导联QRS波振幅代数和为负，Ⅲ导联为负，电轴极右偏。

2. 心电轴偏移度数的划分

⊙ 世界卫生组织推荐标准

电轴无偏移：$-30° \sim +90°$
电轴左偏：$-90° \sim +30°$
电轴右偏：$+90° \sim +180°$
电轴不确定：$-90° \sim +180°$

⊙ 常用标准

电轴不偏：$+30° \sim +90°$
电轴轻度左偏：$0° \sim +30°$
电轴中度左偏：$-30° \sim 0°$
电轴重度左偏：$-90° \sim -30°$
电轴轻度右偏：$+90° \sim +120°$
电轴中度右偏：$+120° \sim +180°$
电轴重度右偏：$-90° \sim +180°$

常用心电轴标准见图1-9。

正常额面心电图电轴在 $0° \sim +90°$ 之间，少数正常人可有轻度左偏，

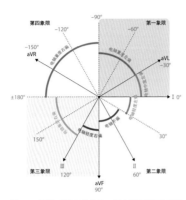

图 1-9 额面 QRS 电轴分布。图中显示了肢体导联六轴系统，心轴轴度数和心电轴相应分布区域。

但一般不超过 -30°，所以认为电轴在 -30° ～ +90° 为大致正常。

第四节 心率测量

国际上规定心率是每分钟心脏搏动的次数，表达式为次 / 分或 bpm（beats per minute, 意为每分钟心搏，缩写为 bpm）。

1. 利用 PP 或 RR 间期计算

心律规整时，测量心率的方法为：用一个分规测量两组心电图之间的 PP 或 RR 间距。然后按照公式求出心率。计算

临床指引

观察心率

• 现代不少医院已经采用了计算机心电图采集系统或带有自动分析功能的心电图机，心率结论可以直接打印在心电图纸上，方便医生阅读。

• 心率是重要的生命体征指标，也是重要的心电图阅读内容。过快或过慢的心率都是患者临床危急的征象，特别是患者伴有先兆晕厥、晕厥、胸痛、虚弱、循环不稳等症状时。

• 门诊心电图室采集到过缓或过快的心电图时，应及时通知急诊科、心血管内科医生接诊病人，切勿让患者自行去相关科室就诊，避免发生危险。一旦发现患者心率不稳，患者应接受心电检测，外出医疗活动应随时有掌握心肺复苏技能的医护人员陪同。

窦性心律的控制

• 正常情况下，心脏的搏动被窦房结控制，所以称为窦性心律。两种重要的机制参与窦性节律的控制：一是自主神经系统，交感神经兴奋，心率加快，迷走神经兴奋，心率减慢；二是体液，体液中肾上腺素类激素增多，心率加快，乙酰胆碱类激素增多，心率减慢。

心率公式：60/PP 或 RR 间距（秒）=心率。

例如：60/0.8s=75 次／分。

2. 目测法

正常下传的心脏激动，PP 间距等于 RR 间距，当 PR 间距恒定时，只要测得 PP 或 RR 间距的任何一项，即可计算出相应的心房或心室的频率（图 1-10）。

对于显著心律不齐的患者，至少要测量 6 秒钟内 PP 或 RR 间距的组数，最后乘以 10，即可求出每分钟的心率（图 1-11）。

对于二度及以上的房室阻滞、心房扑动、房性心动过速等心房和心室率不等的患者，要分别测量心房率和心室率。

为节省计算时间，亦可采用简便的

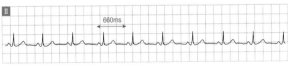

图 1-10 计算节律规整心电图的心率。测得 PP 间期 660ms，60/0.66=91（次／分）
目测法：660ms 相当于 3.3 个大格，300/3.3=91（次／分）

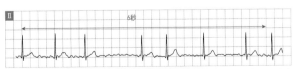

图 1-11 心房颤动计算心室率。由于心室率绝对不规整，计算 6 秒内包含 QRS 波个数为 7 个，估算心律为 7×10 = 70（次／分）

目测方法，粗略推算心率。测量 RR 间期所占大格数（1 大格包含 5 小格，图 1-4），查表 1-1。

第五节 正常心电图波形的测量

心电图的分析首先要掌握正常心电图各波形的形态特征、振幅测定和间期测量。

▋ 1. 窦性 P 波

P 波反映心房除极。窦性 P 波从三个方面分析：P 波的极性、时间和振幅。

①极性：心房除极的方向由右向左、由上向下，先向前再转向后，总的除极方向朝向左下偏后。所以 P 波在 II、V_5、V_6 导联直立；aVR 导联倒置；III、aVL、$V_1 \sim V_2$ 导联可直立、低平、倒置；I、aVF 导联可直立、低平（图 1-12）。

②时间：P 波时间代表从右房除极开始到左房游离壁除极结束。人为分为三部分，P 波的前部代表右心房除极，中间部分代表部分右心房、房间隔、部分左心房除极，后部代表左心房除极（图 1-13）。正常 P 波时限 ≤ 110ms。

③振幅：肢体导联 P 波电压 < 2.5mm，胸导联 < 2mm，P 波电压降低通常无临床意义。

表 1-1 目测法计算心率

RR 所占大格数	心率
1	300 次 / 分
2	150 次 / 分
3	100 次 / 分
4	75 次 / 分
5	60 次 / 分
6	50 次 / 分
7	43 次 / 分
8	38 次 / 分
9	33 次 / 分
10	30 次 / 分

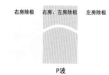

右房除极　　右房、左房除极　　左房除极

P 波

图 1-13　P 波除极时间分配

心电图诊断掌中宝

初学心电图

• 正确识别窦性 P 波或窦性
心律是学习心电图的基础。
初学者接触到大量的心电
图学术语、参数，立马就
有些气馁。不要紧，很多
心电图的参数并不需要你
去死记硬背，而是通过阅
读一份又一份的心电图后，
这些参数已经被你熟稔的
默记在胸了，这就是所谓
的熟能生巧。

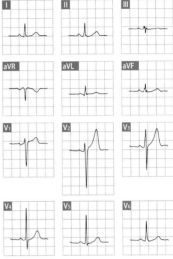

图 1-12　正常窦性心律。注意：Ⅱ、Ⅲ、V₁ 导联
P 波直立，aVR 导联 P 波倒置。由于 Ⅱ、V₁ 导联 P
波清晰，高大，节律观察和心电监护时多选用这两
个导联。

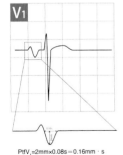

$PtfV_1 = 2mm \times 0.08s = 0.16mm \cdot s$

图 1-14　P_{tfV1} 计算实例

⊙ V₁ 导联 P 波终末电势（P_{tfV1}）

V₁ 导联的 P 波可呈双向，正向部分
代表右心房除极，负向部分代表左心房
除极。负向部分 P 波的振幅（mm）和时
间（s）的乘积，称为 V₁ 导联 P 波终末
电势（P_{tfV1}），正常值 > −0.03mm·s（图
1-14）。PtfV₁ 绝对值增大，提示左心房

扩大。

2. Ta 波

Ta 波为心房复极波。正常 Ta 波与 P 波方向相反，振幅很低，常重叠在 PR 段、QRS 波群或 ST 段中，在完全性房室阻滞时，P 与 QRS 波群相距较远时，偶可辨认出来。普通心电图很难记录到 Ta 波，且 Ta 波在临床心电图中的意义尚未肯定。

3. PR 间期与 PR 段

① PR 间期

PR 间期是指自 P 波开始至 QRS 波群起始的时间间期，反映激动从心房除极开始→房室结→希氏束→左右束支→浦肯野纤维→直至心室开始除极前的传导时间（图 1-15）。

成人 PR 间期的正常范围为 120～200ms，小于 14 岁的儿童 PR 间期为 110～180ms；部分孕妇 PR 间期最短可到 100ms。

PR 间期随心率的变化而变化，心率越快 PR 间期越短，反之亦然。

② PR 段

P 波终末至 QRS 起始部为 PR 段，反映心房复极过程，激动通过房室结、

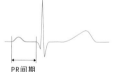

图 1-15 PR 间期示意图和心电图实例.PR 间期用红色线条表示。

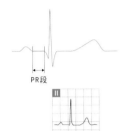

图 1-16 PR 段

希氏束和浦肯野纤维的电活动，正常情况下电流微弱，PR 段位于等电线上（图1-16）。

正常 PR 段下移小于 0.8mm，上抬不超过 0.5mm。

4. QRS 波群

QRS 波群组成与 P 波不同，由多个波组成，命名规则是：心室除极的第一个向下的负向波为 Q 波，第一个向上的正向波为 R 波，在 R 波之后第一个向下的负向波为 S 波，在 S 波之后出现第二个向上的波为 R′ 波，如果在 R′ 波之后又出现向下的波，称为 S′ 波，依次类推，可有 R″、S″ 波等；完全为负向波时称为 QS 波，实际是一个大 Q 波（图1-17）。电压小于 5mm 的波写为 q、r、s，大于5mm 的波写为 Q、R、S。

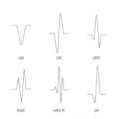

图 1-17 QRS 波的命名

① QRS 波群时限

QRS 波群代表左右心室除极的总过程。各导联中，正常 Q 波时间不超过40ms，QRS 总时间不超过 100ms。

② QRS 波群振幅

QRS 波群振幅在不同导联中各不相同。正常 Q 波的振幅小于同导联 R 波振幅的 1/4，深度不超过 3mm；在右胸导联中，正常成人不应出现 Q 波。正常 R

波在 aVL 导联小于 12mm，Ⅰ 导联小于 15mm，aVR 导联小于 5mm，Ⅱ 导联小于 25mm，aVF 导联小于 20mm，Ⅲ 导联小于 15mm，V_1 导联的 R 波振幅最小，不超过 10mm，V_5 导联的 R 波振幅最高，不超过 25mm；正常 S 波在Ⅲ导联不超过 15mm，V_2 导联 S 波最深，但也在 30mm 之内。

5. 结合点（J 点）和 P–J 间期

心室除极与复极即 QRS 波群的终点与 ST 段交接处，称为结合点，亦称为 J 点，代表心室肌除极完毕，复极即将开始的瞬间。J 点上下偏移不超过 1mm。

P 波起始至 QRS 结束的时间，称为 PJ 间期，反映心房开始除极到心室除极结束的时间。PJ 间期 <270ms。

6. ST 段

QRS 终点（或 J 点）到 T 波起始处即为 ST 段，代表心室缓慢复极期，相当于心肌细胞动作电位的 2 相（图 1–18）。

测量 ST 段偏移应从 J 点后 60ms 开始。肢体导联 ST 段上抬不超过 1mm，压低不超过 0.5mm 为正常范围；胸前导联除 V_1 ~ V_3 导联偶见上抬达 3mm 外，其余各导联均不超过 1mm，各导联压低均小于 0.5mm。

临床指引

正常 QRS 波测值

Q 波
- 时限 <40ms
- 振幅 < 同导联 R 波 1/4
- 右胸导联没有 Q 波

R 波
- 时限 <100ms
- 振幅
  - aVL<12mm
  - Ⅰ <15mm
  - aVR<5mm
  - Ⅱ <25mm
  - aVF<20mm
  - Ⅲ <15mm
  - V_1<10mm
  - V_5<25mm

S 波
- Ⅲ <15mm
- V_1 ~ V_2<30mm

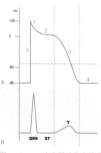

图 1–18　A：心室肌动作电位曲线。B：对应的心电图曲线。

QRS 主波

• QRS 主波是 QRS 波群中，振幅最高的部分。QRS 主波可以是正向的高 R 波（见图 1-12 的 V_5 导联），也可能是负向的深 S 波（见图 1-12 的 V_1 导联）。

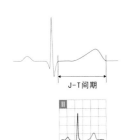

图 1-19 J-T 间期

7. T 波

T 波代表左右心室快速复极期，相当于心肌细胞动作电位的 3 时相（图 1-18）。T 波的极性与 QRS 主波方向一致。正常 T 波的升支和降支是不对称的，升支斜率较小，波形平缓，降支斜率较大，波形陡峭。

T 波振幅至少应 > 同导联 R 波的 1/10，否则为异常。

8. J–T 间期和 J–Tc 间期

J–T 间期即 QRS 终末部到 T 波终末部的间期即 ST–T 间期，反应心室复极的总时间（图 1-19）。

利用 QTc 公式，计算出心率校正的 J–T 间期即 J–Tc 间期。有学者认为 J–Tc 更能精确地反应心室复极时间。通常 J–T 间期 <380ms，J–Tc 间期 <360ms。

9. Q–T 间期和 Q–Tc 间期

Q–T 间期是 QRS 波起始到 T 波结束的时间，反映心室除极和复极过程的总时间（图 1-20）。Q–T 间期的主要影响因素是心室复极时间，其次是心室除极时间，并且与心率变化密切相关。Q–T 间期是重要的心电图参数，恶性心律失常和 Q–T 间期关系密切。

通常 T 波终末部模糊，T 波终点不

易确定，不同人判断T波终点存在差异。正确测量应选择T波较大、终末部清楚的$V_2 \sim V_3$导联，正常Q-T间期 < 460ms。

正常情况下，心率越快，Q-T间期越短，Q-T间期与心率呈反比关系，通过特殊公式消除心率对Q-T间期的影响，所得到的值称为Q-Tc间期，最常使用的公式是Bazetts公式（图1-21）。强调的是，这些公式都是有缺陷的，并不能完全消除心率对Q-T间期的影响，例如对Bazetts公式而言，心率过快时校正不足，心率过慢时校正过度。Q-Tc即校正的Q-T间期，与心率快慢变化有关，正常值 < 440ms。

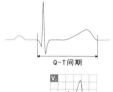

图 1-20 Q-T 间期

10. U波与T-Ua间期

U波是T波之后 $10 \sim 40$ms 出现的一正向小圆波，与M层心肌复极有关（图1-22）。正常情况下，U波方向与T波方向一致，在 V_3、V_4 导联最清楚，U波振幅最高可达3mm。

T波终点到U波顶峰的时间为T-Ua间期，正常 <100ms。

第六节 临床心电图异常测值

心电图的异常测值包括形态、振幅和间期，对于初学者要立即牢牢记住这些正常值和异常值标准是难做到的。我

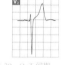

$$Q-T_c = \frac{Q-T}{\sqrt{R-R}}$$

图 1-21 计算 Q-Tc 的 Bazett 公式。公式中的 RR 是所测 Q-T 间期之前的 R-R 间期。

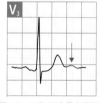

图 1-22 U 波（红色箭头所示）

们建议读者阅读本书中的心电图时，认真分析正常和异常现象，如此训练（全书的各种心电图接近 300 多幅），加上平时工作和学习中遇到的心电图，足以掌握各种异常测值。

1. P 波异常

⊙ 时间延迟

P 波间期 > 110ms，P 波切迹、双峰，峰 - 峰的距离 ≥ 40ms，提示前结间束和房间束阻滞、左房负荷过重或左房扩大（图 1-23b）。

图 1-23 正常和异常 P 波。a：正常 P 波。b：左心房异常，P 波增宽，双峰，箭头所示双峰 P 波的两个峰。c：右心房异常，P 波高尖。d：逆行 P 波，II 导联 P 波倒置，aVR 导联 P 波直立。

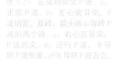
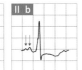
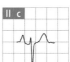
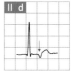

⊙ 振幅增高

P 波肢导联 ≥ 2.5mm，胸导联 ≥ 2mm，提示右房内后结间束阻滞、右房负荷过重、右房扩大（图 1-23c）。

⊙ P 波振幅减低或消失

见于高钾血症、甲状腺功能减低、心房纤颤、心房扑动、窦性停搏、心房静止等。

⊙ 逆行性 P 波

见于低位房性激动、交界性期前收缩、室性心搏逆传心房。逆行 P 波在心电图学上通常表示为 P′。

⊙ V_1 导联 P 波终末电势异常

当 P_{tfV1} 值绝对值 >0.03mm·s 为异常，见于左房肥大、左房负荷过重、急性左心衰竭等情况。

2. PR 间期异常

⊙ PR 间期延迟

PR 间期 >200ms，见于干扰性房室传导延迟、慢径下传、一度房室阻滞、二度 I 型房室阻滞（图 1-24b）。

⊙ PR 间期缩短

PR<120ms，见于典型预激心电图、短 PR 心电图（LGL 预激、先天性房室结传导加速、先天性房室结发育短小）、交界性早搏、交界性逸搏、舒张晚期室早伴室性融合波；也常见于孕妇和儿童的正常变异（图 1-24c）。

临床指引

PR 间期不固定

· PR 间期不固定，要考虑三种情况：①二度 I 型房室阻滞，PR 间期虽然不固定，但有规律的变化。②三度房室阻滞：PR 间期不固定且无一定规律，P 波和 QRS 波实际无关联。③干扰性脱节：心室率快于心房率，干扰引起室上性冲动未能下传心室，PR 亦无固定关系，例如窦性心律合并室性心动过速。

图 1-24 正常和异常的 PR 间期。a：PR 间期正常。b：一度房室阻滞，PR 间期 >200ms。c：预激综合征，PR 间期 <120ms。d：心房颤动：心房颤动时，P 波消失，心房代之以颤节律、振幅和形态不一的心房颤动波，无法测量 PR 间期。

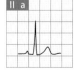
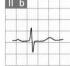
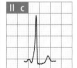
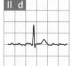

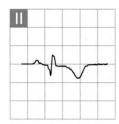

图 1-25 一例下壁心肌梗死患者的Ⅱ导联心电图提示病理性 Q 波，Ⅱ 导联倒置。

⊙ 病理性 Q 波

Q 波时限 >40ms，振幅 > 同导联 R 波振幅的 1/4，称为病理性 Q 波，主要见于心肌梗死、心肌病、重症心肌炎等（图 1-25）。

有时 Q 波振幅 > 同导联 R 波 1/4，但时限正常，称为异常 Q 波，常见于肥厚型心肌病、左心室肥厚等。

⊙ QRS 波群时间延迟

QRS 时限 >100ms，见于束支阻滞、室内传导障碍、预激心电图、心室肥大、室内差异传导、室性异位搏动、高钾血症、药物（索他洛尔、普罗帕酮等）导致 QRS 波群时限延迟，也见于心肌炎、扩张性心肌病等疾病。

⊙ QRS 波群电压增高

常见于心室肥大，肥厚型心肌病、左、右束支阻滞、预激综合征、室内差异传导、室性异位搏动、胸壁较薄的患者。QRS 电压增高有部分正常变异。

⊙ QRS 波群电压降低

肢体各导联 QRS 振幅 <5mm，胸前各导联 QRS 振幅 <10mm 称为 QRS 低电压。肢体导联低电压见于四肢及胸壁皮

临床指引

QRS 波切迹

• 正常情况下，QRS 除极快速，波形光滑，病理条件下，QRS 波除极缓慢，波形上升支和下降支出现钝挫、切迹、多峰等，均提示心室除极障碍（图 1-26）。

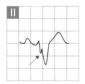

图 1-26 一例左束支阻滞患者的Ⅱ导联，红色箭头提示 QRS 波切迹。

肤水肿，胸导联低电压见于胸腔积液、积气，心包积液和肺气肿。QRS 低电压也见于心包炎、心肌炎、心肌梗死、水电解质紊乱、心力衰竭、肥胖患者。

4. ST 段异常

⊙ **ST 段抬高**

弓背向上型抬高见于急性心肌梗死、室壁瘤、变异型心绞痛等。弓背向下型抬高见于急性心包炎等（图 1-27）。

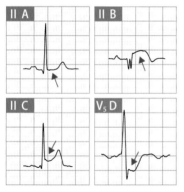

图 1-27 A：正常心电图，ST 段位于等电线上。B：急性下壁心肌梗死，ST 段呈弓背向上型抬高。C：急性心包炎，ST 段呈弓背向下型抬高。D：心绞痛发作，ST 段压低。

临床指引

ST 段压低

• 当 QRS 波间期、波形正常时，出现 ST 段压低，判别为原发性 ST 段压低，主要考虑心肌缺血、损伤。

• 当 QRS 波间期增宽时，出现 ST 段压低，判别为继发性 ST 段压低。实际上，有时继发性 ST 段压低也有心肌本身的病变因素在内。

⊙ **ST 段压低**

原发性水平型压低或下斜型压低见于冠心病，特别是心绞痛发作。

T 波低平

• T 波低平是指 Ⅰ 、Ⅱ 、aVL（R 波振幅必须大于 3mm）、V₄ ~ V₆ 导联的 T 波振幅位于 +1 ~ -1mm 之间（见图 1-28）。

• T 波低平是一种常见的心电图改变，缺乏特异性。

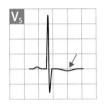

图 1-28 T 波低平

图 1-29 T 波异常 A：正常 T 波。B：高耸 T 波，肢体导联 T 波振幅 >5mm，胸壁导联 T 波振幅 >10mm，有些正常人可高达 15mm，统称 T 波高耸。C：T 波倒置指 T 波倒置深度在 1 ~ 5mm 之间，5 ~ 10mm 之间为 T 波深倒置。D：巨大 T 波倒置：T 波倒置深度 >10mm

继发性 ST 段压低见于心肌肥厚伴劳损、束支阻滞、典型预激等心电图。

ST 段平直延长：见于 Q-T 间期延长、低钙血症、心肌损害、冠心病等。

5. T 波异常

⊙ T 波低平、双向或倒置

见于心室肥厚及心室内传导阻滞、心肌缺血、心肌劳损、低钾血症、洋地黄作用等。

⊙ T 波高耸

见于急性心肌梗死超急性期、高钾血症、脑血管意外、早期复极综合征（图 1-29）。

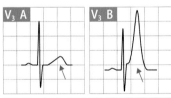

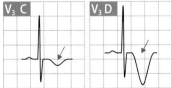

6. U 波异常

⊙ U 波增高

见于低钾血症、低镁血症、高钙血症、甲亢、脑血管意外等。

⊙ U 波双向、倒置

见于心肌缺血、冠心病、高血压病等心脏器质性病变。

7. J 点异常

J 点从基线移位则称 J 点偏移，常见于早期复极综合征、急性心肌缺血、心包炎和束支阻滞等。

若 J 点偏移振幅 ≥ 1mm，时程 ≥ 20ms 且呈特殊圆顶或驼峰样时称 J 波（图1-30）。不同病理生理下的 J 波命名甚多，例如 Osbom 波、Brugada 波、低体温 J 波、缺血性 J 波等，直接命名 J 波更为通用。

8. P-J 间期异常

P-J 间期异常主要见于 PJ 间期延长：束支阻滞、室内传导障碍、一度房室阻滞、二度 I 型房室阻滞、典型心室预激伴房室传导延迟。

9. Q-T 间期异常

⊙ Q-T 间期（Q-Tc）延长

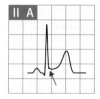

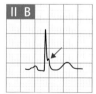

图1-30 J 点和 J 波。A：J 点抬高。B：J 波。J 波动态性变化是猝死的高危心电图标志之一。

胸前导联的 q 波

• 正常在 $V_1 \sim V_3$ 导联起始不会出现 q 波，如出现 q 或 Q 波，需要排查右室肥厚、心肌梗死、B 型预激、心肌病等情况。

• $V_4 \sim V_6$ 会出现生理性 q 波，这是室间隔从左至右激动，激动方向背离 $V_4 \sim V_6$ 导联轴所致，正常时 $q_{V4} < q_{V5} < q_{V6}$，否则提示有侧壁心肌梗死、间隔部肥厚性心肌病等病变。

图 1-31　钟向转位。A：正常胸前导联 QRS 波群的移行。B：逆钟向转位，注意移行发生在 $V_1 \sim V_2$ 导联之间，因为 V_2 导联已经是 R 波为主。C：顺钟向转位，注意 V_6 导联仍为 RS 形。

见于电解质紊乱、药物作用、心肌缺血、心肌损害、脑血管意外和先天性长 QT 综合征。

⊙ Q-T 间期（Q-Tc）缩短

见于洋地黄效应、高钙血症、高钾血症、心动过速、短 QT 综合征等。

第七节　胸前 $V_1 \sim V_6$ 导联 QRS 波群电压演变的意义

胸前导联 V_1、V_2 为右胸导联，以负向 S 波为主，V_5、V_6 为左胸导联以 R 波为主，从 $V_1 \sim V_6$ 导联 R 波逐渐升高，S 波逐渐变浅。QRS 波群 R/S=1 的导联为移行区，通常移行区位于 $V_3 \sim V_4$ 导联，常见于 V_3 导联。因为左心室大部分面向左、后、下方，加上左侧有肺组织，通常 $R_{V6} < R_{V5}$，但 V_6 导联的 R/S 比值

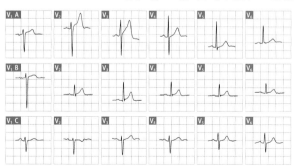

表 1-2 胸前导联 QRS 波演变趋势改变的常见疾病心电图特征

疾病	心电图特点
典型心室预激	• A 型预激 $V_1 \sim V_6$ 导联 QRS 波均向上 • B 型预激 $V_1 \sim V_3$ 导联呈 rS 型，R 波递增不良
束支阻滞	• 右束支阻滞 V_1 导联呈 rsR′ 型 • 左束支阻滞 $V_1 \sim V_3$ 导联呈 rS 型，R 波递增不良
右心室肥厚	• V_1 导联 R 波电压升高，R/S > 1 或 V_1 导联出现 q 波或 Q 波，呈 qR、QR 型
前壁心肌梗死	• $V_1 \sim V_3$ 导联呈 QS 型，R 波消失
侧壁心肌梗死	• $V_4 \sim V_6$ 导联呈 QS 型，R 波消失
心尖部肥厚性心肌病	• V_4 导联 R 波异常升高达 40mm 以上

会 > V_5 导联的 R/S 比值。移行区位于 V_2 导联右侧，称为逆钟向转位；若移行区在 V_3 导联以左，则为顺钟向转位（图 1-31）。胸前 $V_1 \sim V_6$ 导联 QRS 波群电压正常演变趋势改变的疾病心电图特征见表 1-2。

若 $V_1 \sim V_6$ 导联 R 波逐渐升高，S 波逐渐变浅的趋势发生变化，则提示有激动顺序改变或心脏结构改变。钟向转位本身并无临床意义，不需要治疗，但它是某些异常心电图的诊断线索。

▆ 程硕韬

深圳市孙逸仙心血管医院

第2章

房室肥大

临床指引

当代心电图诊断心房扩大

• 心房扩大主要以心房扩张为主，很少伴有心房壁增厚。心房扩大主要表现为P波电压增高、时间延迟、电轴偏移和复极改变。P波异常也可见于心房负荷增加、房内阻滞，也可以上述原因合并存在。《2009年国际心电图标准化和解析指南》建议用心房异常取代心房扩大。

• 心电图是诊断左心房扩大的线索，但现有左心房异常与真实左心房扩大的关联较差，从这个角度看，指南建议用左心房异常替代左心房扩大是正确的。临床左心房扩大可以通过心脏超声、磁共振等检查发现。

第一节 心房异常

1. 左心房异常

左心房异常的心电图诊断标准：

①P波时限增宽：Ⅰ、Ⅱ、aVL、$V_4 \sim V_6$导联上，P波增宽，时间≥110ms（图2-1）；

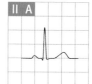 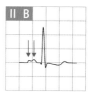

图2-1 左心房异常。A：正常P波。B：一例二尖瓣狭窄患者的门诊心电图提示左心房异常，P波双峰，第二峰高于第一峰，峰间距大于40ms，P波时限增宽接近140ms。

②P波双峰型：P波顶部呈双峰型，峰距≥40ms，早期又称为"二尖瓣"型P波，但并非二尖瓣狭窄所特有；

③P_{tfV_1}绝对值≥0.03mm·s（图2-2）；

④P波宽度与P-R段之比＞1.6。

P波增宽在心电图上可能是左心房

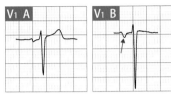

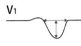

$$P_{tfV1} = mm \times s$$

图2-2 V₁导联P波终末电势。A：正常 V₁ 导联P波，P波呈正负双向，正向部分代表右心房除极，方向面对 V₁ 导联轴，负向部分代表左心房除极，方向背离 V₁ 导联轴。B：V₁ 导联P波终末电势，系 V₁ 导联P波负向部分时间（s）和振幅（mm）的乘积，绝对值 ≥ 0.03mm·s。

扩大、房间传导延迟，也可能是两者同时存在的缘故，难以细分鉴别，称为左心房异常更为合适，但 P_{tfV1} 异常，常提示左心房扩大。若间歇性出现P波增宽，多为前结间束或房间束阻滞所致。

2. 右心房异常

P波增高可能是右心房扩大、后结间束传导延迟，也可能是两者同时作用的缘故，心电图实难区分，故《2009年国际心电图标准化和解析指南》建议笼统称为右心房异常。

交感神经兴奋时，窦房结的起搏点漂移，主导起搏点位于窦房结顶部，此时P波振幅增加，是一种生理性的现象，一些文献中称为"交感性P波"，并无多少临床意义，这种现象也可见于运动

临床指引

学会动态观察 P_{tfV1}

• 一些急性左心衰竭的患者，P_{tfV1} 增大，经过治疗后，P_{tfV1} 可以恢复正常，提示 P_{tfV1} 是一个动态变化的心电图指标，经验丰富的医生可以利用 P_{tfV1} 评估患者的临床转归。

肺性 P 波

• 既往，高尖 P 波又称为肺性 P 波，主要是因为慢性肺部疾病患者常见此类异常 P 波。不过随后的研究发现，所谓的"肺性 P 波"还可以见于其他临床情况，并非肺部疾病患者所特有，因此称为右心房异常更为恰当。

• 如果发现某一时段采集的心电图间歇性出现 P 波振幅增高，通常提示后结间束阻滞。

双心房异常

• 双心房异常的心电图主要诊断标准是同时存在 P 波高尖和 P 波增宽，有时可以在同一导联上发现，有时分别出现在不同导联，阅读心电图时要注意这点。

平板试验时。

右心房异常的心电图诊断标准有：

① P 波时间不延长；

② P 波增幅增大：Ⅱ、Ⅲ、aVF 导联上 P 波高尖，振幅 >2.5mm，V_1、V_2 导联 P 波高尖直立，振幅 ≥ 1.5mm；

③ QRS 波群低电压时，P 波振幅同导联 >1/2R 波振幅（图 2-3）。

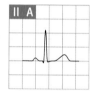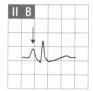

图 2-3　右心房异常。A：正常 P 波。B：一例肺心病患者的心电图，提示右心房异常，注意 P 波高尖，但时限正常

3. 双心房异常

左右心房病变时，心房除极顺序同时改变，双心房扩大或阻滞的除极向量均可显示出来，心电图 P 波同时出现左心房异常和右心房异常的改变。

双心房异常的心电图诊断标准有：

① P 波振幅增加，Ⅱ、Ⅲ、aVF 导联上 P 波高尖，振幅 >2.5mm；P 波增宽时间 >110ms（图 2-4）；

② V_1、V_2 导联 P 波呈正负双相，起

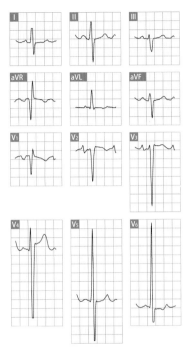

图2-4 心电图诊断: 窦性心律、电轴左偏、双心房异常、双心室肥厚, ST-T改变。窦性心律, P波在Ⅱ导联直立, aVR倒置。Ⅱ导联P波宽度接近120ms, V_1导联P波终末电势显著增大, 提示左心房异常; V_1、V_2导联P波高尖, 振幅>2mm, 提示右心房异常, 因此属于双心房异常心电图。V_1导联QRS波呈Qr型, T波倒置, 提示右心室肥厚, V_5、V_6导联R波显著增高, 振幅>40mm, 提示左心室肥厚, 结合两者考虑双心室肥厚。

始部分高而尖, 振幅≥1.5mm; 终末部分宽而深, P_{tfV1}绝对值≥0.04mm·s;

　　P波时限和振幅增加, 同样可能是双房扩大和结间束阻滞共同作用的缘故, 心电图很难细分, 所以心电图解析指南建议称为双心房异常。

临床指引

心房异常和心律失常

- 心房异常, 提示心房里已存在解剖学、电学或两者兼而有之的变化。解剖学变化电生理上称为解剖重构, 电学变化称为电学重构。

- 解剖重构和电学重构是各种房性心律失常发生的重要基础, 例如房性早搏、房性心动过速、心房扑动和心房颤动。

第二节　心室肥大

　　原发性心肌损害和负荷的增加使心室壁张力增加，心肌细胞结构改变，导致心室肥大。心室肥大可为单侧或双侧，主要病理改变为心室肌纤维增粗、增长、而肌纤维数量并不增多（图2-5）。

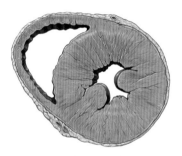

图2-5　向心性左心室肥厚，可见左心室显著肥厚，左心腔缩小，有时肥厚的室间隔甚至向右心室凸出，影响右心功能

　　心室肥厚多由于心脏收缩期负荷过重即后负荷（或压力负荷）过重所致，如高血压、主动脉瓣狭窄、肺动脉瓣狭窄等。心室扩张多因心室舒张期负荷过度即前负荷（或容量负荷）过度所致，如主动脉瓣关闭不全、左向右分流的先天性心脏病等。

心室肥厚时，除了心室肥厚的心电图改变外，常伴有心房异常、心律失常、ST-T改变等异常心电图。

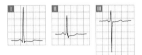
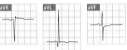
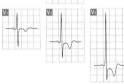
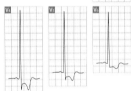

1. 左心室肥大的心电图特征

（1）QRS波群电压增高：

①主要是$R_{V5}+S_{V1}>35mm$（女性）或40mm（男性，图2-6）；

②$R_{V5}>25mm$；

③$R_I>15mm$；

④$R_I+S_{III}>25mm$；

⑤$R_{aVL}>12mm$；

⑥$R_{aVF}>20mm$。

（2）电轴左偏（+0°～-30°），严重左心室肥厚可超过-30°；

（3）左心室肥厚导致除极时间延长，QRS时间延长>90ms，但<110ms；

（4）ST-T改变：左心室肥大可伴有ST段压低和T波低平或倒置，常为ST_{V5}、ST_{V6}压低，T_{V5}、T_{V6}双相或低平，而ST_{V1}、ST_{V2}抬高，T_{V1}、T_{V2}增高；

（5）V_1、V_2导联可出现QS波，V_5、V_6导联的q波可消失（合并左束支阻滞时）。

图2-6 左心室肥厚。一例高血压患者的心电图出现典型的左心室肥厚，电轴左偏7°，QRS波群电压显著增高，R_V振幅接近46mm，V_2～V_5导联ST段压低1～4.5mm，伴V_1～V_6导联T波倒置，I、aVL、II、III、aVF导联T波低平，胸前导联QRS波群逆钟向转位。

2. 左心室肥厚的心电图评分法诊断标准

左心室肥厚的心电图诊断还可以依

靠一些评分法来诊断，各项异常心电图指标给予一定评分，累计到一定值即可诊断左心室肥厚（表 2-1）。

表 2-1 左心室肥厚的评分诊断标准

(1) 综合标准	评分
QRS 电压增高	3分
P_{tfV1} 绝对值 ≥ 0.03mm·s	3分
I、aVL、$V_5 \sim V_6$ 导联的 ST 段下降和 T 波倒置	2分
电轴左偏 ≤ -29°	2分
(2) 单项标准	
$S_{V3} + R_{aVL}$ 振幅 ≥ 50mm	5分
S_{V3} 或 S_{V4} 振幅 ≥ 40mm	5分
$R_I + S_{III}$ 振幅 ≥ 2.5mV	5分
R_{aVL} 振幅 ≥ 15mm	5分

说明

1. ≥ 5 分为左心室肥厚，4 分为可疑左心室肥厚。

2. QRS 振幅增高：S_{V1} 或 S_{V2} 或 $S_{V3} \ge 30$mm，R_{V5} 或 $R_{V6} \ge 30$mm，S_{V1} 或 $S_{V2} + R_{V5}$ 或 $R_{V6} \ge 40$mm，$R_I \ge 11$mm，$R_{aVL} \ge 7$mm。

3. ST-T 改变必须在该导联 R 波 > 6mm 且未用过洋地黄的情况下才有意义。

3. 左心室外膜高电压心电图特征

左心室外膜高电压亦称"R_{V5} 高电压"，见于体形较瘦的个体，心脏位置靠近胸壁。系指 V_5、V_6 导联单纯性电压增高。心电图改变主要为 R_{V5} 导联振幅 >25mm；V_1 导联 S 波不深，无其他任何异常，且 R_{V5} 的振幅不呈持续性升高（图 2-7）。此类情况若出现于儿童或青年人时，其病理意义较小，超声心动图无左心室肥厚改变，与受检者胸壁较薄有关；若在老年人中出现，尤其伴有 ST-T 改变或（及）电轴左偏时，常提示左心室肥厚。

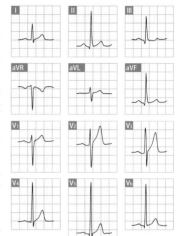

图 2-7　左心室高电压。一位 27 岁健康男性体检时心电图，除 V_5 导联 R 波振幅 28mm 外，其他心电图异常，临床无心血管疾病和其他疾病，故心电图考虑单纯左心室高电压。

4. 右心室肥大

右室壁厚度只有左室壁厚度的 1/3，产生的向量基本被左心室除极掩盖。只有当右心室肥厚达到相当程度时，才会导致 QRS 波向量大小和方向的改变，心电图表现出右心室肥大特征。因此，心电图在诊断右心室肥大的敏感性比左心室肥大低，但特异性高于左心室肥大。

右心室肥大的心电图诊断标准有（图 2-8）：

（1）QRS 波群电压的变化：

① V_1 导联的 R/S>1，R_{V1}>10mm，V_1

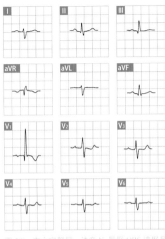

导联 QRS 波群呈 Rs、R、rsR 等型；

②若 V_1 的 R/S>1 不明显，则可加做 $V_{3R} \sim V_{4R}$；

③ V_5 导联的 R/S<1，$R_{V1}+S_{V5}$>12mm；

④ R_{aVR} 导联振幅 ≥5mm，aVR 的 R/Q>1；

（2）V_1 导联 QRS 波群呈 qR 型，为右心室肥大最特异性指标；

（3）心电轴右偏 >+110°，对诊断右心室肥厚有较大意义；

（4）V_1 导联的室壁激动时间 > 35ms，诊断意义较大；

（5）ST-T 改变：V_1、V_2 导联的 ST 段压低，T_{V1} 倒置，有参考价值，有时 ST-T 改变在 Ⅱ、Ⅲ、aVF 中亦常可见到。

图 2-8 右心室肥厚 注意 V 导联 QRS 波群呈 qR 型，R 波振幅接近 16mm，伴 T 波倒置，且全支持右心室肥厚的异常心电图尚有电轴右偏，V 导联室壁激动时间 30ms

5. 双心室肥大

双侧心室肥大心电图常表现为无心室肥大改变（左右心室肥大向量相互抵消），有时表现为单侧心室肥大图形，仅少数患者可表现出双侧心室肥大图形。

（1）只出现一侧肥厚心电图改变：只表现出一侧心室肥厚的特征，而另一侧心室肥厚的图形常被掩盖。双侧心室肥厚仅显示单纯左心室肥厚较右心室肥厚为多。

（2）近似正常心电图：左右心室肥厚产生的电压互相抵消，心电图近乎正常，有时仅有QRS波群的增宽、切迹，ST-T改变，T波低平。

（3）出现两侧心室肥厚的心电图：

① 右心室肥厚图型特征伴有下列一项或几项改变：

a. 电轴左偏；

b. R_{V5}电压异常增高；

c. $R_{V5}+S_{V1}$振幅 >40mm。

② 左心室肥厚图型特征伴有下列一项或几项改变（图2-4、图2-9和图2-10）：

a. 显著电轴右偏；

b. 显著的顺钟向转位；

c. V_1导联 R/S>1，R_{aVR}>5mm且 R 波 >Q 波；

d. V_1导联的室壁激动时间 >30ms。

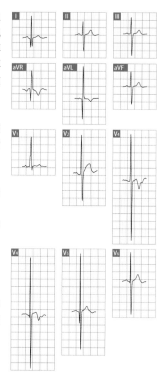

图2-9 双心室肥厚。窦性心律，电轴左偏 -78°，R_{V5}振幅 38mm，R_{V1}振幅 21mm，提示左心室肥大，R_{V1}振幅 19.5mm，提示右心室肥大，心电图表现为典型的双心室肥大。注意 I、aVL、V_5 导联出现深而窄的 Q 波，V_1 导联 QRS 波升支有顿挫。

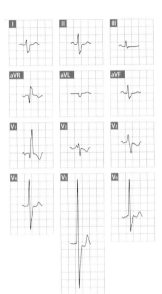

图 2-10 心电图诊断：窦性心律，电轴右偏，双心室肥厚，ST-T 改变。注意 V₁ 导联 QRS 波呈 qR 型，R 波振幅 10mm，T 波倒置，符合右心室肥厚图形；V₅ 导联 R 波振幅 42mm，ST 段下斜型压低，符合左心室肥厚图形，心电图诊断双心室肥厚。

⊙ Katz-Wachtel 征

这是 1937 年由美国学者 Katz 和 Wachtal 提出的诊断双心室肥厚的心电图指标，即 V₂ ～ V₅ 导联出现高大的双向 RS 波，振幅 >50mm。这种类型的心电图常见于先天性心脏病患者。图 2-6 的 V₃ ～ V₅ 导联满足 Katz-Wachtel 征，实际上该份心电图来自一位动脉导管未闭患者。

■ 周庭权

上海交通大学医学院附属第九人民医院

临床判断心电图 ST-T 是否异常，不能单靠一次心电图作出诊断。应全面结合临床表现及观察有无动态改变，对比以往心电图来作出诊断。

第一节 非冠脉缺血的 ST-T 改变

1. 常见情况

（1）生理性因素：年龄、体型、体位、呼吸、性别、运动、饮食、妊娠、早期复极、幼年时记忆性 T 波、神经因素、"两点半"综合征等（图 3-1）。

（2）药物的影响：洋地黄制剂、抗心律失常类药物、抗精神病类药物等。

（3）离子紊乱：K 离子、Ca 离子、Mg 离子异常等。

（4）非冠状动脉粥样硬化性心脏病：心室肥大、心包炎、心肌炎、室内传导异常、Brugada 综合征、X 综合征、心室起搏后 T 波电张性调整等。

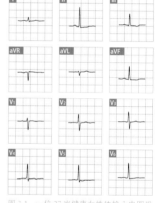

图 3-1 一位 27 岁健康女性体检心电图发现 II 导联 ST 段压低 1mm，aVF 导联 ST 段压低 0.5mm，广泛性 T 波低平，临床无心血管疾病和其他脏器疾病，建议随访。心电图诊断：窦性心律，ST-T 改变。

（5）其他：脑血管疾病、内分泌疾病、神经肌肉疾病、血管炎症性病变、低温、其他（如急性胆囊炎、胆石征、急性胰腺炎）。

（1）心室肥大：ST段多为下斜型凸面向上下移，T波较窄，不对称，无动态改变，多伴有胸导联电压增高及形态异常（图3-2）。

（2）肥厚型心肌病：ST段呈水平型、下垂型压低，巨大倒置T波，T波倒置深度>10mm（图3-3）。

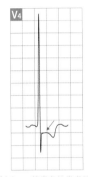

图3-2　一位高血压患者的V₄导联，R波振幅显著增高，伴ST段压低2.5mm，ST段呈凹面向上型（红色箭头所示），T波负正双向。患者冠脉通畅正常，这种类型的ST改变实测包括多种原因，例如肥厚心肌微循环障碍，肥厚心肌离子通道改变引起的复极异常，容量张力对复极的影响等，不要一看到诸如此类ST改变就诊断"心肌缺血"。对于初学者，更灵活的心电图诊断可以是：ST-T改变，请密切结合临床。

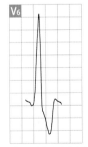

图3-3　一例肥厚型心肌病患者的心电图，QRS波呈高增宽，这与肥厚心肌除极延缓有关，T波深倒置，这种T波深倒置不要误诊为冠状T波。

（3）心尖部肥厚型心肌病：V₄～V₆导联深尖倒置的T波，QRS波时限大多正常，伴有 V₄ 导联 QRS 波振幅异常增高达 40mm 以上。

（4）应激性心肌病（Tako-tsubo 心肌病）：ST 段抬高，广泛 T 波倒置或伴异常 QS 波，酷似急性心肌梗死心电图，但冠脉造影正常。由于广泛心室肌顿抑，数日后临床症状和心电图恢复正常。

（5）致心律失常性右室心肌病：右胸导联 T 波倒置伴右束支阻滞，可见特异性 epsilon 波。

（6）Brugada 综合征：V₁～V₃ 导联 ST 段呈下斜型或马鞍型抬高伴 T 波倒置，患者反复发生致命性室性心律失常，有猝死家族史（图3-4）。

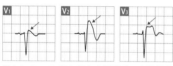

图 3-4 Brugada 综合征心电图模式。右胸导联 V₁～V₃ 导联 ST 段呈下斜型或马鞍型抬高，伴 T 波倒置（红色箭头所示）。实际上这里所谓"抬高的 ST 段"是一个大 J 波，这种心电图模式是心源性猝死的高危心电图，临床应给予重视。

（7）急性心包炎：除 aVR 和 V₁ 导联外，广泛性 ST 段呈凹面向下型抬高，无缺血对应区域，无病理性 Q 波，常伴有 QRS 波低电压，临床心肌酶不高。

判读 ST-T 改变

• ST-T 改变是心电图常见的异常之一，临床上，很多因素都可以导致 ST-T 改变，因此不要一味诊断为"心肌缺血"，初学者可以笼统诊断为"ST-T 改变，请结合临床"。

• 一些特殊疾病的 ST-T 改变具有特征性，可以给出一定临床诊断，例如变异型心绞痛、急性心包炎、早期复极、急性心肌梗死等，但这些诊断都需要初学者掌握了一定的识别基础和鉴别诊断能力后才能够顺利诊断。

• 我们在这节主要概述介绍一些 ST-T 改变，在随后的具体章节中，会有不同疾病特征性的 ST-T 改变进一步介绍，希望读者能够仔细体会。

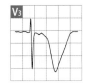

图 3-5 一例脑血管意外患者，心电图胸导联出现巨大倒置 T 波。现认为与儿茶酚胺大量分泌、毒害心肌，影响心肌复极有关，易误诊为心肌缺血。

临床指引

学习的渐进性问题

• 很多初学者非常焦虑，因为他们无法判断 ST-T 改变的原因。实际上，ST-T 改变涉及很多原因，有时是多种因素共同作用的结果，即使一个高明的心电图医生都无法确保能明了诊断。因此，对于初学者，笼统诊断 ST-T 改变是可行的。当他进一步学习心电图知识，并具有一定分析经验后，可以对一些 ST-T 改变的原因做进一步分析，这就是学习的渐进性问题。

（8）二尖瓣脱垂综合征：Ⅱ、Ⅲ、aVF 导联可呈 QS 波，T 波倒置或伴有 ST 段压低或抬高，容易误诊为下壁心肌梗死。

（9）急性心肌炎：重症心肌炎可能因为心肌坏死而出现病理性 Q 波，ST 段抬高，酷似急性心肌梗死，多为暂时性的。

（10）蛛网膜下腔出血/颅内出血：左胸导联出现深倒置 T 波，可与 U 波融合成巨大倒置的 T 波，称为 Niagara 波（图 3-5）。

（11）高钾血症：胸前导联可见高尖窄的 T 波（图 3-6A）。

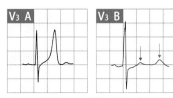

图 3-6 血钾紊乱。A：高钾血症时，心电图 T 波呈高尖窄模式。B：低钾血症时，T 波低平（红色箭头所示）、U 波增大（蓝色箭头所示），U 波振幅 > T 波振幅，QT-U 间期增大。

（12）低钾血症：多数导联可见 ST 段和 T 波渐进性压低，U 波振幅升高形成 TU 融合（图 3-6B）。

（13）洋地黄：ST 段呈直线下倾与倒置的 T 波融合呈"鱼钩状"（图 3-7）。

（14）胺碘酮：T 波增宽伴有切迹，U 波增大，可伴 QT 间期延长。

（15）正常变异的两点半综合征：额面 QRS 向量 +90°，T 波向量 -30°，Ⅱ、Ⅲ、aVF 导联及 V₁、V₂ 导联 T 波倒置，持续存在。多见于瘦高体形人群，属正常变异（图 3-8）。

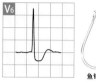

鱼钩

图 3-7 洋地黄引起心电图 ST 段呈鱼钩样改变，这种心电图仅提示药物的心电图效应，并非洋地黄中毒的表现。洋地黄中毒的心电图表现主要是一些特殊的心律失常。

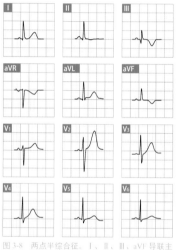

图 3-8 两点半综合征。Ⅰ、Ⅱ、Ⅲ、aVF 导联主波向上，Ⅲ、aVF 导联 T 波倒置，Ⅱ 导联 T 波浅倒置，Ⅲ 导联 T 波倒置最深。口服钾盐或运动可以使 T 波恢复正常。此类心电图容易误诊为下壁心肌梗死。

临床指引

心电图正常变异

• 一些心电图改变，属于生理性变异，并无临床意义，例如左心室高电压、两点半综合征、持续幼稚性 T 波倒置、单纯 Ⅲ 导联 T 波倒置、妊娠引起的心电图改变等，有时需要和疾病引起的心电图改变鉴别，通常这些受检者年轻，临床并无器质性心脏病或其他疾病。

• 有些心电图改变如果一时无法确认原因，不妨叫患者定期随访，通常正常变异图形比较恒定，如果进行性改变，多提示与疾病有关。

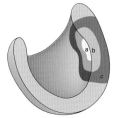

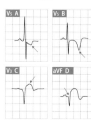

图3-9 缺血性 ST-T 改变。上图：心肌缺血模式图。a：心内膜下缺血。b：心肌内缺血。c：心肌全层缺血。A：一例心绞痛患者，ST段呈下斜型压低。B：冠状T波，T波对称和升支对称。C：急性前壁心肌梗死，ST段呈弓背向上型抬高，QRS波群呈QS型(即大Q波)。D：急性下壁心肌梗死，病理性Q波(箭头所示)，ST段呈弓背向上型抬高伴T波倒置。

（16）幼年时记忆性T波：幼年时多见，V_1、V_2导联T波倒置。

（17）交感神经张力增高：过度换气、餐后T波一过性减低或倒置。

（18）迷走神经张力增高：心前导联 V_2、V_3 导联呈 ST 段抬高达 4mm，尤其是心动过缓时。

（19）早期复极综合征：多见于健康青壮年男性，$V_3 \sim V_5$ 导联 ST 段抬高达 3mm 以上，不伴对应性 ST 段压低；ST 段抬高呈凹面向上；胸前导联 T 波高大、对称，可达 10mm，有明显 J 波，导致 QRS 终末出现切迹、顿挫。运动试验时可使抬高的 ST 段短期内回归基线。

第二节 缺血性 ST-T 改变

冠脉缺血心电图图形取决于缺血程度：①心内膜下缺血：ST 段水平或下垂型下降；②心肌内缺血：T 波对称倒置；③心肌全层缺血：ST 段抬高；④心肌重度缺血或坏死：Q 波（图3-9）。

I. 急性心肌缺血的 ST-T 改变

（1）ST 段：ST 段动态改变和一过性改变是急性冠状动脉供血不足的特征性表现。ST 段抬高或压低，很少局限一个导联，冠脉血管供血障碍的心肌区域，至少有两个或两个以上相邻导联出现 ST 段变化。ST 段抬高的急性供血不足范围较大时，常有对应区域的 ST 段下移。

①心内膜下心肌缺血：ST 段呈水平、下斜型或低垂型压低 1mm，持续时间 >1 分钟，原有 ST 段下降者，在原有基础上再压低 >1mm（图 3-10）。

②透壁型心肌缺血：ST 段弓背向上型抬高 >1mm；心肌缺血改善，ST 段随之恢复（图 3-9C 和 D）。

（2）T 波：急性冠状动脉供血不足可引起 T 波一过性变化，表现为 T 波形态高尖、低平、双相或倒置，常与 ST 段改变伴随出现。在平时有 T 波持续倒置的患者，急性心肌缺血发作时，T 波可变为直立，即所谓"假性正常化"。

①心内膜下心肌缺血：随 ST 段下移，T 波低平或倒置；

②透壁型心肌缺血：缺血部位 ST 段抬高伴 T 波异常高尖，当缺血缓解后，T 波形态随之恢复。

⊙ 变异型心绞痛

变异型心绞痛是冠脉痉挛引起的急性冠脉缺血，通常是透壁性缺血，患者有胸痛症状，心肌坏死标志物正常或升高，发作时 ST 段表现为弓背向上型抬

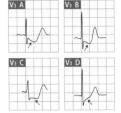

图 3-10 缺血性 ST 段改变的模式。A：下垂型压低。B：下斜型压低。C：水平型压低，水平型压低是诊断心肌缺血最有价值的 ST 段压低模式。D：ST 段呈上斜型压低，常见于心率较快，特别是运动平板试验时，此种 ST 段压低模式诊断心肌缺血的价值最低。

临床指引

接诊胸痛患者

• 接诊任何胸痛患者，都应完善心电图这项基本检查，排查患者有无急性心肌缺血，避免漏诊此类患者。必要时，还要随访心电图和心肌坏死标志物。

• 门诊一旦发现急性心肌缺血患者，应及时安排急诊科或心血管内科医生接诊，切勿让患者独自活动，避免发生猝死。

图 3-11 变异型心绞痛。患者胸痛发作时采集的心电图，窦性心律，$V_1 \sim V_3$ 联 ST 段弓背向上型抬高，急查肌钙蛋白正常，经治疗后 ST 段恢复正常，复查肌钙蛋白仍为阴性，考虑变异型心绞痛。

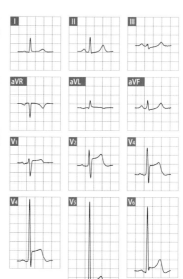

临床指引

de Winter ST-T 改变

• de Winter ST-T 改变是一种急性心肌缺血心电图改变，主要是 $V_1 \sim V_6$ 导联 ST 段上斜型下移 ≥ 1mm，T 波高耸直立，可持续 $60 \sim 90$mm，但不会演变为 ST 段抬高型心肌梗死，是左前降支次全闭塞或完全闭塞的心电图表现之一。（图 3-12）

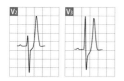

图 3-12 de Winter ST-T 改变。V_2、V_3 导联 ST 段呈上斜型压低伴 T 波高耸、直立。

高，多是发生急性心肌梗死的前兆（图 3-11）。变异型心绞痛发作时，需要进行心电监测，因为常合并心律失常，包括恶性室性心律失常。

2. 慢性心肌缺血的 ST-T 改变

慢性心肌缺血的 ST-T 改变的心电图特点有：

①缺血区域导联 ST 段水平型、下斜

型或低垂型压低 ≥ 0.5mm（图 3-13）；

②缺血区域导联 T 波低平、双向或倒置；

③U 波倒置；

④心肌供血不足，心脏的起搏和传导系统功能被抑制，引起传导阻滞和异位心律失常。

临床指引

慢性心肌缺血

• 应结合临床资料，例如患者年龄、冠心病危险因素、心绞痛症状、冠脉检查结果，谨慎下慢性冠状动脉供血不足的心电图诊断，因为此类型心电图改变极易与其他类型 ST-T 改变混淆，过度诊断会给一些受检者戴上莫须有的"冠心病"帽子。

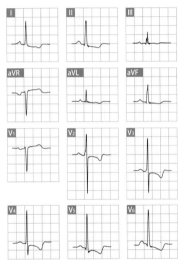

图 3-13　慢性心肌缺血。一例冠脉造影证实三支冠脉病变患者的心电图，窦性心律，多导联可见 ST 段下斜型压低 >0.5mm，V₄、V₅ 导联 ST 段压低接近 1mm，伴 T 波倒置。

喻扬

第三军医大学附属新桥医院

第4章

心肌梗死

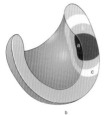

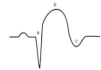

图4-1 急性心肌梗死的病理生理转变和心电图图形的关系：a 中央坏死区，记录到面对坏死区的 b 第三损伤面区，ST 段可有向上型抬高；c 外围缺血区，记录到缺血性 T 波，可以倒置，亦可以与抬高的 ST 段融合成单相曲线

第一节 急性心梗的心电图基本改变

1. 缺血型改变

心肌复极时间延长，出现缺血型 T 波改变（图4-1）。心电图特点是：

①升支与降支对称；

②顶端变为尖耸的箭头状；

③T 波由直立变为倒置。

2. 损伤型改变

ST 段偏移（抬高或压低）及形态的改变。心电图特点是：

①外膜下层心肌损伤反映为朝向外膜面的心电图导联 ST 段抬高；

②内膜下层心肌损伤反映为朝向外膜面的心电图导联 ST 段压低；

③损伤型 ST 段形态的改变分为凸面向上和凹面向上两种改变。

3. 坏死型改变

心电图上反应心肌坏死的心电图改变是 Q 波形成，R 波丢失，特点是：

①病理性 Q 波形成：Q 波宽而深，

形态呈 QS、QR、Qr 形。远隔导联上的镜面相 R 波振幅异常升高。

②正常 q 波消失：正常 q 波是心室除极初始 25ms 内，室间壁（左侧室间隔先除极，初始心室除极向量从左指向右）除极向量在 I、V_5、V_6 导联上的投影呈 qR 波，V_1、V_2 导联呈 rS 波。如果 V_5、V_6 导联原有 q 波消失，代表室间隔心肌坏死。

③QRS 波振幅演变的正常顺序改变：正常情况下 $V_1 \sim V_5$ 导联，R 波顺序自 $r \rightarrow R$ 逐渐升高。如果病人的 R_{V4} 反而比 R_{V3} 低，或 V_4 导联的 Q 波反而比 V_5 导联 Q 波要深，需要考虑前壁梗死。

第二节 心电图的动态演变和分期

1. 超急性期

此期持续数分钟到数十分钟（图 4-2 和图 4-3）。心电图特点是：

①急性损伤性传导阻滞；

②ST 段呈直立型升高；

③T 波高耸；

④R 波振幅减低。

2. 充分发展期

心肌梗死数十分钟到数小时，心电图特点是：

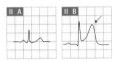

图 4-2　超急性 T 波。这是急性心肌梗死最早出现的心电图改变，T 波直立高耸，与 QRS 波振幅明显不对等，如能在此期识别心电图，并进行溶栓或冠脉介入治疗，可以避免急性心肌梗死的病理进程。遗憾的是，超急性 T 波发生时间甚短，心电图不易捕捉，临床上，建议胸痛患者进行心电图检查，避免遗漏急性心肌梗死。

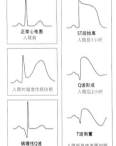

图 4-3　急性心肌梗死的心电图演变模式图

高危急性心肌梗死患者

• 即使在当前冠脉介入时代，仍有不少急性心肌梗死患者死于急性期，主要与心肌梗死面积大、心功能恶化、多器官功能衰竭以及心源性猝死等因素有关。

• 急性心肌梗死的某些心电图特征提示高危急性心肌梗死患者，例如严重的室内阻滞、前壁心肌梗死合并三度房室阻滞、左主干闭塞、顽固性恶性心律失常等，初学者应该在临床实践中注意知识的积累，以便及时识别这些高危患者，采取相应的治疗策略（图4-4）。

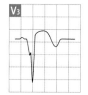

图4-4　急性心肌梗死时，QRS波间期明显着增宽，QT间期延长，心律失常等都是需要密切关注的，这些心电图改变间接提示心肌功能受到重视，心功能差，心电不稳。

① 出现 QR 波或 QS 波；

② ST 段呈凸面向上型抬高；

③ T 波对称型倒置。

3. 慢性稳定期

此期患者已度过急性期，心肌进入瘢痕修复期，可持续数天或数月，心电图特点是：

① R 波振幅下降（与发病前相比）；

② 病理 Q 波持续存在（部分可消失）；

③ T 波逐渐恢复正常或表现为慢性冠状动脉供血不足心电图特征。

4. 心肌梗死的定位诊断

胸痛患者都应完善18导联心电图采集，即常规12导联心电图＋右室和后壁导联。这是因为一些特殊部位的心肌梗死，常规12导联无法采集到直接心肌梗死心电图改变，例如右室心肌梗死和后壁心肌梗死。

下壁心肌梗死抬高的导联是 Ⅱ、Ⅲ、aVF 联。下壁心肌梗死常合并右室心肌梗死，即 V_{3R}、V_{4R} 和 V_{5R} 导联 ST 段抬高，和/或后壁心肌梗死，即 V_7、V_8、V_9 导联 ST 段抬高。因此，下壁心肌梗死时，要加做18导联心电图。

根据急性心肌梗死心电图 ST 段抬高的导联，可以进行定位诊断（表4-1）。

表 4-1 急性心肌梗死的定位诊断

急性心肌梗死部位	ST 段抬高导联
前间壁	V_1、V_2、V_3
前壁	V_2、V_3、V_4
广泛前壁	I、aVL、$V_1 \sim V_6$
高侧壁	I、aVL
前侧壁	V_4、V_5、V_6
下壁	II、III、aVF
下侧壁	II、III、aVF、$V_4 \sim V_6$
正后壁	$V_7 \sim V_9$ 导联、V_1、V_2 导联 R 波振幅升高，为坏死型心电图的镜像改变
右室	V_1、$V_{3R} \sim V_{6R}$

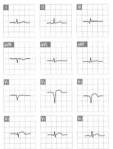

第三节 急性心肌梗死与罪犯血管

体表心电图对急性心肌梗死已不再局限于确定心肌梗死的部位。近年来，结合冠脉造影，心电图有助于判断缺血或梗死相关动脉，特别是左主干闭塞、前降支近段闭塞和多支冠脉闭塞，越早发现这些高危急性心肌梗死，越早进行冠脉再血管化治疗，将越有利于挽救患者生命。

▌ 1. 前降支闭塞

（1）前降支闭塞：V_2、V_3、V_4、V_5 导联 ST 段抬高，V_2、V_3 导联 ST 段抬高

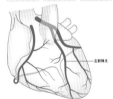

图 4-5 急性前壁心肌梗死。$V_2 \sim V_5$ 导联 ST 段弓背向上型抬高，QRS 波群呈 QS 形，诊断急性前壁心肌梗死。继续分析心电图，II、III、aVF 导联 ST 段无压低，初步考虑此例急性心肌梗死的罪犯血管为前降支远端。

最显著。

①前降支近端闭塞：前壁心肌梗死伴有下壁Ⅱ、Ⅲ、aVF导联ST段压低≥1mm；

②前降支远端闭塞：前壁心肌梗死不伴下壁导联ST段压低或压低<1mm（图4-5）。

（2）前壁合并下壁心肌梗死：前壁合并下壁导联ST段抬高，给人以前降支与右冠或回旋支同时闭塞的印象，但多数是前降支包绕心尖及下壁远端闭塞所致（图4-6）。

图4-6 心电图诊断：窦性心律，急性ST段抬高型前壁合并下壁心肌梗死。V₂~V₅导联ST段呈背向上型抬高，QRS波群呈QS形，T波倒置，符合急性前壁心肌梗死，继续分析心电图，发现Ⅱ、Ⅲ、aVF导联ST段亦有抬高，伴病理性Q波形成，故实际为急性前壁合并下壁心肌梗死，罪犯血管可能是绕过心尖的前降支闭塞。

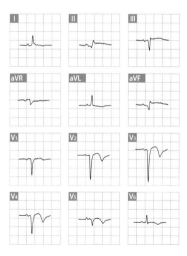

（3）第一间隔支闭塞：急性前壁心肌梗死伴 V₁ 导联 ST 段抬高。

（4）第一对角支闭塞：I、aVL 导联 ST 段同时抬高伴Ⅲ、aVF 导联 ST 段压低（图 4-7）。

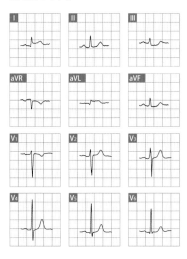

图 4-7　心电图诊断：窦性心律，急性 ST 段抬高型高侧壁心肌梗死。注意心电图 I、aVL 导联 ST 段抬高，Ⅲ、aVF 导联 ST 段压低，考虑罪犯血管为第一对角支。

2. 左回旋支闭塞

（1）左回旋支闭塞：Ⅱ、Ⅲ、aVF 导联 ST 段抬高不伴 aVL 导联 ST 段压低，且Ⅱ导联 ST 段抬高幅度大于Ⅲ导联（图 4-8）。

（2）第一锐缘支闭塞：I、aVL 导

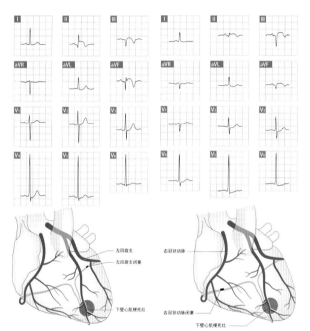

图 4-8 急性下壁心肌梗死。Ⅱ、Ⅲ、
aVF 导联 ST 段呈弓背向上型抬高，伴病理
性 Q 波形成，T 波倒置，诊断为急性下
壁心肌梗死。仔细分析心电图，ST 段抬
高程度Ⅱ导联 >Ⅲ导联，罪犯血管考虑
为左回旋支，这是下壁心肌梗死的一种
模式。

图 4-9 急性下壁心肌梗死。Ⅱ、Ⅲ、
aVF 导联 ST 段呈弓背向上型抬高，伴病理
性 Q 波形成，T 波倒置，诊断为急性下
壁心肌梗死。仔细分析心电图，ST 段抬
高程度Ⅲ导联 >Ⅱ导联，罪犯血管考虑
为右冠状动脉，这是下壁心肌梗死的另
一种模式。

联 ST 段抬高伴 V_2 导联 ST 段压低。

3. 右冠状动脉闭塞

（1）右冠状动脉远端闭塞：Ⅱ、Ⅲ、aVF 导联 ST 段抬高伴 V_1～V_3 导联 ST 段压低，且Ⅲ导联 ST 段抬高幅度大于Ⅱ导联（图 4-9）。

（2）右冠状动脉近端闭塞：V_1、V_{3R}、V_{4R}、V_{5R} 导联 ST 段抬高伴Ⅱ、Ⅲ、aVF 导联 ST 段抬高，且Ⅲ导联 ST 段抬高幅度大于Ⅱ导联，aVL 导联 ST 段压低幅度大于Ⅰ导联（图 4-10）。

4. 单纯左主干闭塞

左主干分出左前降支和左回旋支，一旦左主干闭塞，将导致广泛性左心室梗死，心功能急剧恶化，短期内即可引起患者死亡，病情凶险，因此左主干闭塞又称为"寡妇制造者"。

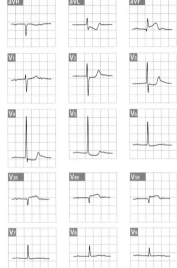

图 4-10　急性下壁、右室心肌梗死。Ⅱ、Ⅲ、aVF、V_{1R}、V_{4R}、V_{5R} 导联 ST 段弓背向上型抬高，伴病理性 Q 波形成，T 波倒置，诊断为急性下壁和右室心肌梗死。Ⅲ导联 ST 段抬高程度 > Ⅱ导联，罪犯血管判别为右冠状动脉；该心电图另一个特点是Ⅰ、aVL 导联 ST 段压低，压低程度 aVL 导联 > Ⅰ导联，进一步考虑为右冠状动脉近段闭塞。

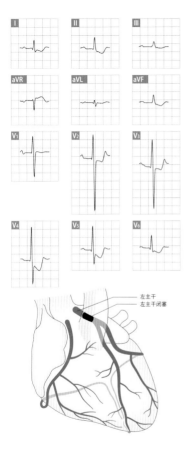

左主干闭塞的心电图表现有：①广泛性 ST 段压低伴 T 波倒置：I、II、$V_2 \sim V_6$ 等导联广泛性多导联 ST 段压低，其中胸导联 ST 段压低以 $V_4 \sim V_6$ 导联最明显且压低程度 >2mm，下壁导联 II、III、aVF 导联 ST 段压低以 II 导联压低最明显，aVL 导联 ST 段压低不明显或无压低。② aVR、aVL 和 V_1 导联 ST 段抬高，且 aVR 导联 ST 段抬高程度 >V_1 导联。③广泛前壁 + 侧壁心肌梗死（图 4-11、图 4-12）。

左主干
左主干闭塞

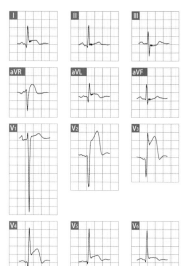

图 4-12　心电图诊断：窦性心律，广泛前壁、高侧壁心肌梗死。心电图 $V_1 \sim V_6$ 导联 ST 段弓背向上抬高 1～6mm，T 波直立，QRS 波群 $V_2 \sim V_6$ 导联呈 QS、QR、qR 型，V_1 导联可见胚胎型 r 波；aVL、I 导联 ST 段弓背向上抬高 1mm，QRS 波呈 qR 型；aVR 导联 ST 段抬高 3mm；II、aVF、III 导联 ST 段轻度压低。冠脉造影证实左主干近在前降支和左回旋支分叉部闭塞。

第四节　Q 波

ST 段抬高型心肌梗死几乎都会出现病理性 Q 波，又称 Q 波型心肌梗死；而非 ST 段抬高的心肌梗死则只限于 ST-T 改变，又称非 Q 波型心肌梗死。

1. 等位性 Q 波

等位性 Q 波是指梗死面积较小，或局限于基底部或心尖部的心肌梗死；或在心肌梗死早期，梗死尚未充分发展，

临床指引

心肌损伤标志物测试

• 胸痛患者，一旦发现心电图异常，特别是 ST-T 改变，Q 波形成，应及时完善心肌损伤标志物的测试，例如肌钙蛋白。肌钙蛋白阳性提示心肌损伤，是预后不佳的表现之一。

心电图诊断掌中宝

心电图 Q 波形成的基础

- 病理性 Q 波并非急性心肌梗死的早期心电图表现，通常在发病后数小时至数天出现。一旦病理性 Q 波形成，很少消失。心肌梗死形成病理性 Q 波需要具备以下三个条件：

- 心肌梗死直径大于 2.0～2.5cm。约有 20% 梗死直径在 2.0～3.0cm，累及室壁厚度在 10% 左右，这类小梗死一般不形成病理性 Q 波。

- 当心肌梗死的跨壁厚度大于 5.0～7.0mm，累及左室壁厚度 50% 以上。心肌梗死厚度不足 50%，不产生 Q 波，仅引起 QRS 波形的改变，如顿挫、切迹、R 波丢失等。

- 心肌梗死区必须是在 QRS 波起始 40ms 部位，才会引起典型的 Q 波。

体表心电图上不形成典型的病理性 Q 波，仅产生各种特征性 QRS 波群形态改变，这种 QRS 波群形态改变和病理性 Q 波一样，可作为诊断心肌梗死的指标。主要有以下几种：

（1）小 Q 波：当梗死面积较小时，或梗死面积虽大，但附近导联仅捕捉到小面积心肌梗死，不形成典型的病理性 Q 波，仅引起小 Q 波。

①胸前导联 q 波不够病理性标准，但宽于和深于下一个胸前导联 Q 波，即出现 $Q_{V_3}>Q_{V_4}$，$Q_{V_4}>Q_{V_5}$，$Q_{V_5}>Q_{V_6}$，V_1～V_3 导联均出现 q 波（图 4-13）。

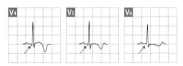

图 4-13　V_3～V_6 导联 ST 段呈弓背向上型抬高，伴 T 波倒置，V_6 导联 ST 段压低 0.5mm，伴 T 波负正双相。注意每个导联均有小 q 波，尚未达到病理性 q 波诊断标准，但 q 波深度和宽度依次为 V_4、V_5、V_6，考虑等位性 q 波，病理生理意义等同于病理性 Q 波。这三个导联实际选自一例急性前壁心肌梗死患者心电图，只是面向这三个导联梗死面积小，未记录到病理性 Q 波（实际在 V_1～V_3 导联记录到 QS 波）。

②陈旧性下壁心肌梗死时，心电图 II、III、aVF 导联有时不会同

时出现病理性 Q 波，通常Ⅲ导联达到病理性 Q 波诊断标准，aVF 导联 Q 波时间 ≥ 20ms，Ⅱ导联出现小 q 波，可考虑陈旧性下壁心肌梗死。

（2）QRS 波群起始部的切迹或顿挫：$V_4 \sim V_6$ 导联上，QRS 波群起始 40ms 内 R 波出现不小于 0.5mm 的负向波，与小面积心肌梗死有关。

（3）边界性 Q 波：不具备病理性 Q 波的全部诊断标准或不能判断 Q 波性质时，心电图特点是（图 4-14）：

①Q 波时间不小于 40ms，但 Q 波的振幅正常；

②Q 波不小于 1/4R，但 Q 波时间正常；

③可根据 Q 波顿挫或粗钝及有无 ST-T 改变，分为近于异常的边界性 Q 波和近于正常的边界性 Q 波。

（4）进展性 Q 波：进展性 Q 波是指同一病人在相同体位下动态观察，原有 Q 波导联上，Q 波进行性增宽和加深，或无 Q 波导联出现新的小 Q 波，并能除外间歇性束支阻滞或预激综合征等，也提示心肌梗死（图 4-14B 和 C）。

（5）R 波丢失：R 波丢失是指由于心肌梗死使相关导联 R 波振幅降低。

①$V_1 \sim V_4$ 导联 R 波递增顺序改变，

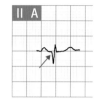

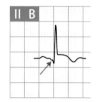

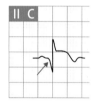

图 4-14　A：典型病理性 Q 波，Q 波深度大于同导联 R 波振幅 1/4，时限 >40ms。B：小 q 波：Q 波深度小于同导联 R 波振幅的 1/4，但宽度 ≥ 40ms 且 Q 波内可见顿挫，伴 ST 段弓背向上型抬高和 T 波倒置，实际是一例急性下壁心肌梗死，随着时间的推移，终于出现病理性 Q 波，即 C 图，R 波振幅降低，ST 段抬高更为显著。

即 $R_{V1}>R_{V2}$，$R_{V2}>R_{V3}$，$R_{V3}>R_{V4}$。

②Ⅲ、aVF 导联 R 波振幅 <2.5mm 伴Ⅱ导联病理性 Q 波；

③两个连续的胸前导联 R 波振幅相差 ≥ 50%（图 4-15）；

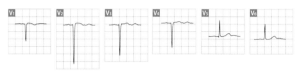

图 4-15　一例陈旧性前壁心肌梗死患者胸导联表现的 R 波递增不良，V_1 导联 QS 形，V_2～V_4 导联呈 rS 形，r 波振幅非常小，正常 R 波递增顺序被打破，V_5、V_6 导联隐约可见 ST 段呈弓背向上型抬高，提示该患者既往有发生心肌梗死的历史，特别注意的是心肌梗死患者胸导联 ST 段持续性抬高要警惕室壁瘤形成可能。

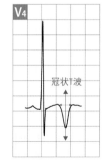

图 4-16　冠状 T 波，T 波宽而深，对称倒置。如何判断 T 波对称，从 T 波基线中点向顶点做垂线，发现 T 波左右平分，即可识别为冠状 T 波。

④动态观察同一导联 R 波进行性丢失，如同时伴有 ST-T 变化，则诊断价值更大。

2. 非 ST 段抬高型心肌梗死的心电图特征

该类患者常有心肌缺血症状，心肌坏死生化标志物明显升高，大于正常 2 倍，呈典型动态改变，心电图无 ST 段抬高但有新的 ST 段压低和 / 或 T 波对称性倒置。

（1）R 波为主的导联 T 波倒置呈冠状 T 波，形态宽而深，对称倒置，常有心肌梗死后 T 波动态演变（图 4-16）。急性期 T 波突然出现倒置，并逐渐加深，

可达 2mm 以上。持续数日后倒置的 T 波
又逐渐变浅或很快转为正常。

（2）相邻 2 个或以上导联 ST 段压
低呈下斜型或微凸面向上型，对应导联
上无 ST 段抬高（图 4-11、图 4-17）。

（3）胸前导联 T 波深而对称，倒置
T 波常与冠脉左前降支近端严重狭窄有关。

（4）大多数不演变为病理性 Q 波，
个别可演变为 Q 波心肌梗死。

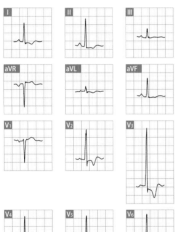

图 4-17　急性非 ST 段抬高型心
肌梗死。患者为 42 岁男性，胸
痛 2 小时，门诊心电图提示诊
断：窦性心律，左心室肥厚，
ST-T 改变，请结合临床。急查
肌钙蛋白阳性，故考虑为急性
非 ST 段抬高型心肌梗死。患者
有胸痛症状，心电图存在广泛
性 ST 段压低（Ⅰ、Ⅱ、aVF、
V₃～V₆ 导联）伴 aVR 导联
ST 段抬高，要考虑急性冠脉综
合征可能，进行心肌坏死标志
物检查是明确诊断以及其他鉴
别诊断所必需的。相当一部分
ST-T 改变可以通过临床确定原
因。

第五节 陈旧性心梗的心电图特征

陈旧性心肌梗死的心电图特点有：

①ST 段多恢复正常，如果心肌梗死后 ST 段持续抬高≥ 2mm 且超过 2 个月，提示有室壁瘤形成（图 4-18）；

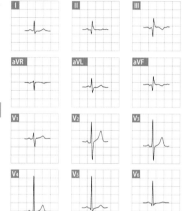

②病理性 Q 波可长期存在；

③倒置的 T 波变浅或直立。

第六节 心肌梗死特殊心电图

1. 前间壁心梗合并右束支阻滞

临床指引

病理性 Q 波消失

• 通常，急性心肌梗死形成的病理性 Q 波在慢性稳定期将持续存在，但临床上确有部分患者，随访期间病理性 Q 波消失，可能是梗死面积较小，周围心肌牵拉，致使 Q 波消失。

• 对侧心肌再次发生梗死，心电向量抵消，Q 波消失。

• 初始 Q 波形成只是心肌顿抑，一旦溶栓或介入开通罪犯血管后，心功能恢复，Q 波消失。

• 合并传导异常，例如左束支阻滞、预激综合征等。

完全性右束支阻滞不会掩盖前壁心肌梗死，心电图特征是（图4-19）：

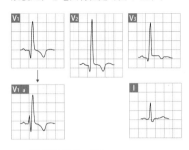

图4-19 上排心电图是一例前间壁心肌梗死患者的 $V_1 \sim V_3$ 导联，QRS 波群呈 QR 波，病理性 Q 波明显，ST 段抬高，T 波倒置，要考虑急性心肌梗死。正常情况下，V_1 导联呈 rS 型，一旦发生心肌梗死，应呈 QS 图形，此例出现高 R 波，则是完全性右束支阻滞终末高 R 波所致。结合心电图其他导联，例如 I 导联出现宽而不深的 S 波，符合完全性右束支阻滞图形模型，故上排心电图实际为前间壁心肌梗死合并完全性右束支阻滞完全性右束支阻滞并不掩盖急性心肌梗死的诊断，因为急性心肌梗死的病理性 Q 波主要发生在 QRS 波前半时间，完全性右束支阻滞主要发生在 QRS 波后半部时间。红色箭头所示 V_1 a 图形是患者心肌梗死前的完全性右束支阻滞图形，QRS 波群呈 isR′型，即 M 型。

①QRS 时限 >120ms；

②V_1、V_2 导联起始 r 波消失，成 QR 或 qR 型，Q 波时限 >40ms；

③V_1 导联终末 R 波电压升高，V_5、V_6、I、aVL 有宽而浅的 S 波（即典型完全性右束支阻滞）；

④急性前壁心肌梗死，$V_1 \sim V_3$ 导联 ST 段弓背向上抬高，T 波倒置。

2. 前间壁心梗合并左束支阻滞

完全性左束支阻滞会掩盖心肌梗死图形（图4-20）：

①V_5、V_6 导联 R 波振幅降低，出现伴有切迹的 S 波，呈 RS、rS 等；

②I、aVL 导联呈典型的左束支阻滞图形；

③$V_1 \sim V_6$ 导联 r 波逐渐减低；

图 4-20 患者，男，61 岁，胸痛 4 小时入院。心电图诊断：窦性心律，完全性左束支阻滞，ST-T 改变，请结合临床。各查肌钙蛋白阳性，考虑急性心肌梗死。仔细分析心电图发现 V_1～V_4 导联 T 波递增不良，V_5 导联至出现小 Q 波，考虑为急性 ST 段抬高型前壁心肌梗死。左束支阻滞影响 QRS 波的前半部分，因此会掩盖急性心肌梗死病理性 Q 波的诊断。

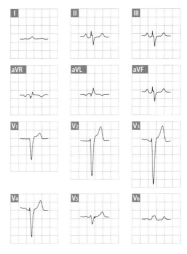

④ V_5、V_6 导联 ST 段抬高、T 波对称倒置。

⊙ Sgarbossa 标准

Sgarbossa（斯加尔博萨）标准是指在完全性左束支阻滞或起搏节律下，识别心肌梗死的心电图的标准。1996 年由美国学者 Sgarbossa 首次提出，主要标准有三个：

① QRS 波直立的导联，ST 段同向性抬高（ST 段抬高方向与 QRS 主波方向一致）>1mm（计分 5 分，图 4-21A）；

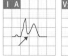 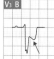 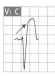

图 4-21 Sgarbossa 标准，左束支阻滞或心室起搏节律下诊断急性心肌梗死。A：ST 段同向性抬高；B：ST 段同向性压低；C：ST 段反向性显著抬高 >5mm

②$V_1 \sim V_3$ 导联 ST 段同向性压低（ST 段压低方向与 QRS 主波方向一致）>1mm（计分 3 分，图 4-21B）；

③QRS 波主波负向的导联，ST 段抬高 >5mm（计分 2 分，图 4-21C）。

这些标准特异度很高，但是敏感度不高，计分 >3 分时，特异度 >90%。

随后 Sgarbossa 修订了该标准，因为即使在没有心肌缺血的条件下，完全性左束支阻滞时，ST 段抬高程度通常 >5mm。修订后的 Sgarbossa 标准如下：

①≥1 个导联 ST 段同向性抬高 ≥1mm；

②$V_1 \sim V_3$ 导联≥1 个导联 ST 段同向性压低≥1mm；

③任何≥1 个导联的 ST 段不成比例的反向性抬高≥1mm，即 ST 段抬高程度≥之前 S 波振幅的 25%。

3 心肌梗死合并预激综合征

预激综合征可以酷似某些心肌梗死，也可以掩盖某些急性心肌梗死图形。

（1）预激综合征易掩盖或酷似心肌

下壁心梗合并左束支阻滞

• 完全性左束支阻滞会掩盖下壁心肌梗死，心电图特点是：

• ①Ⅰ、aVL、V_5、V_6 导联呈 R 型，Ⅱ、Ⅲ、aVF 导联 R 波振幅减低，其前可见病理性 Q 波；

• ②Ⅱ、Ⅲ、aVF 导联呈 R 或 rS 形，可掩盖下壁心肌梗死。

梗死心电图。正向 δ 波可以掩盖坏死性 Q 波；负向 δ 波可以酷似坏死性 Q 波（图 4-22）。

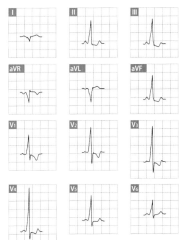

图 4-22　心电图诊断：窦性心律，A 型预激。注意 I、aVL 导联 QRS 波呈 QS 形，酷似病理性 Q 波，实际是负向 δ 波（预激波）。仔细分析心电图发现 PR 间期 <120ms，PR 间期缩短，提示预激综合征。观察胸导联，QRS 波起始部明显可见顿挫的预激波

（2）继发性 ST-T 改变可以掩盖或酷似心肌缺血损害的图形，因此心肌梗死合并典型预激综合征不能用心电图心

肌梗死诊断常规标准做出诊断。

无论如何，胸痛患者，诊断急性心肌梗死应结合心肌坏死标志物监测结果。

第七节 其他异常 Q 波的鉴别诊断

异常 Q 波不一定都提示为心肌梗死。仅当异常 Q 波和 ST 段抬高、T 波倒置同时出现时，并具有一定的演变规律才是急性心肌梗死的特征性改变。

（1）生理性 Q 波：常见于 Ⅲ、aVL 导联，呈 QS 型或 QR 型，通过深吸气后屏气时 Q 波可减小或消失，主要是部分正常人初始 QRS 向量投影在 Ⅲ、aVL 导联可形成 Q 波。

（2）肥厚型心肌病：异常 Q 波多见于 Ⅱ、Ⅲ、aVF 导联，其次是左胸导联，Q 波特点是深而不宽（图 4-23）。

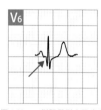

图 4-23 一例肥厚型心肌病患者的 V6 导联，出现 Q 波，Q 波特点是窄（时间 <40ms），深（振幅 >同导联 R 波振幅 1/4）

（3）扩张型心肌病：心肌有坏死和瘢痕形成，出现病理性 Q 波，常伴有 ST-T 改变，易误诊为心肌梗死（图 4-24）。

（4）左束支阻滞：$V_1 \sim V_3$ 导联呈 QS 型或 rS 型，r 波极小，需要与前间壁 / 前壁心肌梗死鉴别。

（5）急性心肌炎：重症心肌炎可能因为心肌坏死而出现 Q 波，也可出现 ST 段抬高，临床亦存在心肌坏死标志物增高，很难与急性心肌梗死鉴别。冠脉造

心电图诊断掌中宝

图 4-24 心电图诊断：窦性心律，电轴左偏，左前分支阻滞，病理性 Q 波，ST-T 改变，请结合临床。超声心动图证实扩张型心肌病，室壁动度弥漫性下降，冠脉造影正常。

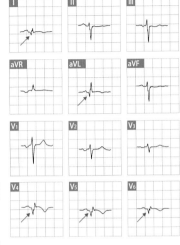

临床指引

肺栓塞和心肌梗死的鉴别

• 部分大面积肺栓塞可出现病理性 Q 波，ST 段抬高和 T 波倒置，主要见于右胸前导联，肌钙蛋白可以阳性，容易误诊为急性心肌梗死。肺血管影像学发现肺动脉栓塞证据支持肺栓塞诊断。

• 此外，急性肺栓塞时可出现 $S_I Q_{III} T_{III}$ 图形，右胸导联可呈 qR 型，左胸导联 R 波递增不良。

影正常，年轻人而无冠心病危险因素，超声心动图提示室壁动度弥漫性下降，发病前有病毒感染病史等有助于急性心肌炎的临床诊断。

（6）肺心病、肺气肿：右胸导联可呈 rS 型，r 波极小或呈 QS 型，左胸导联 R 波振幅减少，R/S 可 <1。严重肺心病可在心电图上任何导联出现 Q 波，勿误认为陈旧性心肌梗死。

▌ 周小波

天津市东丽医院

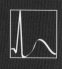

第5章

药物、电解质紊乱对心电图的影响

第一节 电解质紊乱

1. 高钾血症

血钾浓度 >5.5mmol/L 时，称为高钾血症。血钾增高可引起心电图改变，虽然血钾水平和心电图改变程度之间并不呈线性关系，例如即使患者血钾已经升高，心电图仍可能正常，但两者之间仍有一定规律可循。

高钾血症引起的心电图改变有：

①血清钾浓度 >5.5mmol/L：T波高尖，升支与降支对称，基底部变窄，所谓"帐篷状"T波，QT间期缩短（图 5-1）。

②血清钾浓度 >6.5mmol/L：QRS时限呈弥漫均匀性增宽，S波增深及ST段压低（图 5-2）。

③血清钾浓度 >7.0mmol/L：P波振幅降低，时间延长，PR间期延长。

④血清钾浓度 >8.8mmol/L：P波消失，称为窦室传导（图 5-2）。

⑤血清钾浓度 >10.0mmol/L：QRS波振幅降低，增宽的QRS波与T波融合成

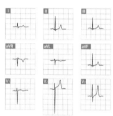

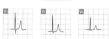

图 5-1 心电图诊断：窦性心律，T波改变，提示高钾血症可能，建议结合临床。本例心电图采集自一位尿毒症患者，特征是多导联，特别是 II、V₄～V₆ 导联 T波高尖、对称，是高钾血症特征性 T波改变。

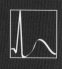

正弦波，可导致心律失常，例如房室阻滞、室内阻滞、窦性静止、室性心动过速、心室扑动或颤动、心室停搏等。

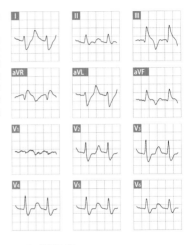

2. 低钾血症

血钾浓度 <3.5mmol/L 时，称为低钾血症，主要心电图特点是 T 波低平、U 波增大、QT 间期延长和室性心律失常。

①当血清钾浓度 < 3.5mmol/L：S-T 段压低 ≥ 0.5mm，U 波增高超过同导联 T 波的振幅，T 与 U 融合成 "驼峰背状"（图 5-3）；

②当血清钾浓度 <3.0mmol/L：U 波

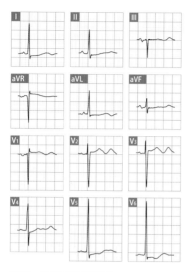

增高，但 TU 间可见切迹；

③当血清钾浓度 <2.5mmol/L：T 与 U 融合难以分辨，QT（QU）间期延长，出现各种心律失常，特别是室性心律失常，例如室性早搏，尖端扭转型室速，严重时出现心室扑动或颤动（图 5-4）。

3. 高钙血症

血清钙的含量 >2.75mmol/L 即为血钙过高，相关心电图特点有（图 5-5）：

①ST 段缩短或消失；

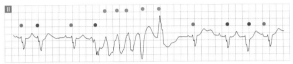

图 5-4　心电图诊断：窦性心律，频发房性早搏，短阵室性心动过速，Q-T 间期延长。蓝色圆圈标注的是基础窦性心搏，红色圆圈标注的是频发房性早搏，在第二个房性早搏后发生了短阵室性心动过速（绿色圆圈所示）。短阵室性心动过速可见 QRS 波在上下轮替的趋势，实际是发生的尖端扭转型室速。基础窦性心搏的 Q-T 间期接近 500ms，该患者临床有低钾血症。

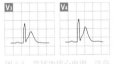

图 5-5　高钙血症心电图。注意 ST 段几近消失，Q-T 间期缩短。

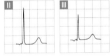

图 5-6　低钙血症心电图。注意 Q-T 间期延长接近 520ms，主要原因是 ST 段显著延长，考虑低钙血症。另一个心电图特点是 II、III 导联 P 波倒置，PR 间期 <120ms，考虑交界区来源的节律。

②Q-T 间期缩短，常伴有明显的 U 波；

③T 波低平或倒置；

④各种快速心律失常。

4. 低钙血症

血清钙的含量 <2.25mmol/L 即为血钙过低，心电图特点是（图 5-6）：

①S-T 段平坦、延长；

②Q-T 间期延长。

临床上，尿毒症患者常合并高钾血症和低钙血症，可同时出现两者典型的心电图改变（图 5-7）。

第二节　洋地黄类药物

1. 洋地黄作用心电图

洋地黄制剂抑制心肌细胞钠 - 钾泵，引起细胞内钙离子增多，钾离子减少。

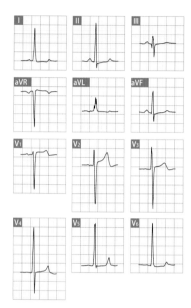

图 5-7　心电图诊断：窦性心律，左心室肥厚，ST-T 改变，提示低钙血症合并高钾血症。多导联可见 ST 段平直，例如 V₁ 导联，同时 T 波呈尖窄模式，尽管与 QRS 波振幅相比 T 波振幅并不显得特别高，但形态符合高钾血症 T 波改变。这份心电图采集自一例尿毒症患者。

图 5-8　洋地黄作用对 ST-T 的影响。ST 段下斜形压低，与 T 波负相部分相接，随后是高于基线的 T 波正相部分，亦可以是叠加其上的 U 波。心电图洋地黄效应并不表明药物中毒，只是药物对心电图的影响标志。

洋地黄类药物引起的心电图改变有：

①在以 R 波为主的导联中（Ⅱ、Ⅲ、aVF、V₅、V₆），S-T 段呈斜形下降且 T 波前支融合，呈"鱼钩样"改变，T 波呈负正双向，心率快时更为明显（图 3-7 和图 5-8）；

②在以 S 波为主的导联中（V₁、V₂、aVR），S-T 段抬高；

③Q-T 间期缩短。

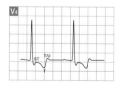

心电图诊断掌中宝

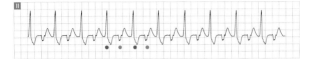

图 5-9 洋地黄中毒引发的双向性室性心动过速，注意 QRS 波形态交替出现，都是室性的。这是一种致命性心律失常，需要积极救治，多见于重症心肌炎、急性心肌梗死合并严重左心功能不全、中药中毒（特别是乌头碱）和洋地黄中毒等危急状态。

2. 洋地黄中毒心电图

洋地黄中毒的心电图主要表现为各种特殊的心律失常（图 5-9）：

①频发室性早搏，常呈二联律；

②阵发性房性心动过速；

③加速性交界性自主心律；

④双重性心动过速；

⑤心房扑动或颤动；

⑥室性心动过速、双向性心动过速、心室颤动等。

3. 鉴别诊断

洋地黄效应的心电图改变常与左室劳损、冠状动脉供血不足的 ST-T 变化相仿，但后者 ST 段下移大多呈弓背型、水平型或下垂型，并伴有 QT 间期延长或有冠状 T 波可资鉴别。

第三节 抗心律失常药物

1. 奎尼丁

奎尼丁是一种 I a 类抗心律失常药物。延长心肌的不应期、抑制起搏细胞的应激性和自律性、消除迷走神经作用、

临床指引

洋地黄中毒

• 洋地黄中毒需要立即停用洋地黄制剂，继续使用有致患者生命危险的风险。通常停药后心律失常会逐渐消失，钾盐常用来治疗洋地黄相关室性心律失常。

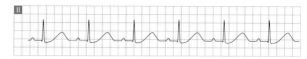

降低周围血管阻力、抑制心肌的收缩力。

心电图表现（图5-10）：

①ST段下移及延长、T波低平或倒置；

②QRS波群时限增宽，出现各种传导阻滞；

③QT间期延长，当QTc > 500ms，应予以警惕，因为有发生尖端扭转型室速的风险；

④心律失常：小剂量加快窦性心律，可使心房颤动的心室率增快；大剂量可抑制窦房结导致窦性心动过缓、窦性停搏、窦房阻滞、房室阻滞、束支阻滞，严重时可导致室性早搏、室性心动过速、尖端扭转型室速、心室颤动等。

2.普罗帕酮

普罗帕酮为 I c 类抗心律失常药物。延长心肌不应期，但不延长动作电位时程，有 β 受体阻滞的效能。

心电图表现（图5-11）：

①PR间期延长；

②QRS波群增宽(心室内传导减慢)；

③QT间期不延长或轻度延长；

图 5-10 奎尼丁中毒。心电图诊断：窦性心动过缓，一度房室阻滞，QT间期延长。通常PR间期轻度延长，但是也可以显著延长。QT间期延长接近640ms，有发生尖端扭转型室速的风险。

临床指引

普罗帕酮的临床风险

• 普罗帕酮不宜用于器质性心脏病患者，因其严重的负性肌力作用。普罗帕酮推注前后，需严密监视患者心脏节律和心电波形，一旦发现心率显著减慢，QRS波群增宽，立即停止推注，并做好心肺复苏准备。强调的是，低钾血症是抗心律失常药物副作用发生的常见临床诱因，需要积极纠正。

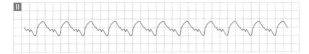

图 5-11 心电图诊断：室性心律，室内阻滞，QT 间期延长。一例患者在普罗帕酮推注过程中，QRS 波群显著增宽，系弥漫性室内传导阻滞的缘故，有发生心脏停搏的风险

④严重心脏毒性反应可导致窦房结功能抑制及房室阻滞，可引起严重室性心律失常，如室性心动过速、尖端扭转型室速和心室颤动。

3. 胺碘酮

胺碘酮是Ⅲ类抗心律失常药物，延长心肌不应期和动作电位。胺碘酮也是一个有多种作用的药物，除了Ⅲ类抗心律失常作用外，还兼有Ⅰ、Ⅱ、Ⅳ类药物的特征。

心电图表现（图 5-12）：

①心率减慢：可使基础心率降低 10%～15%，当基础心率较快时，表现得更为明显。

②QT 间期延长：通过阻断钾离子外流，延长心室复极导致 QT 间期延长，可较基础延长 30%。

③T 波变平、U 波增高：在胺碘酮治疗过程中常出现 T 波形状变平或呈双

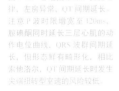

图 5-12 心电图诊断：窦性心律，左房异常，QT 间期延长。注意 P 波时限增宽至 120ms。胺碘酮同时延长三层心肌的动作电位曲线，QRS 波群间期延长，但形态鲜有瞬时化，相比索他洛尔，QT 间期延长时发生尖端扭转型室速的风险较低。

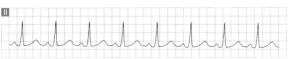

71

峰状，但并不总是出现 U 波增高，且没有必要因此停药。

4. 索他洛尔

索他洛尔兼备Ⅲ类抗心律失常药物及非心脏选择性的 β 受体阻滞剂的作用。

心电图表现（图5-13）：

（1）心率减慢；

（2）PR 间期延长；

（3）QT 间期延长；

（4）室性心律失常，索他洛尔延长 QT 间期时，容易发生尖端扭转型室速，需要停药观察，并警惕临床有无合并低钾血症。

图 5-13　服用索他洛尔的患者出现的尖端扭转型室速（红色箭头所示），基础心搏可见 QT 间期延长，T 波倒置、畸形、宽大，室性早搏落在其上形成 R-on-T 型室早，诱发尖端扭转型室速。

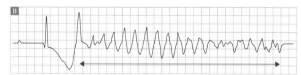

刘菲

广东省普宁华侨医院

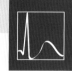

第 6 章

心律失常基础

第一节 心律失常概论

1. 心脏传导系统的电生理特性

图6-1 心脏传导系统。①窦房结：产生窦性心律，是人体正常心律的"制造者"；②房间束：把冲动传递至左心房；结间束把窦房结的冲动传导至房室结，目前认为有三条结间通路。③前结间束下行时要分为两部分。④中结间束：将窦性冲动传导至房室结。⑤后结间束：将窦性冲动传导至房室结。⑥房室结：缓慢传导，产生心电图的PR间期，将窦性冲动继续传导至希氏束。⑦希氏束：快速传导窦性冲动。⑧左束支：激动左心室。⑨右束支：激动右心室。⑩浦肯野纤维：激动心室肌

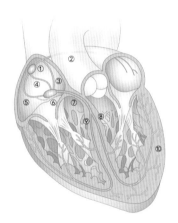

　　正常心脏的传导系统由窦房结、结间束、房间束、房室结、希氏束、左右束支和浦肯野纤维组成，其主要功能为产生激动和传导激动（图6-1）。心肌

细胞的生理特性包括兴奋性、自律性、传导性和收缩性。普通心肌细胞心房肌和心室肌具有兴奋性、传导性和收缩性，无自律性，是非自律细胞。

组成心脏特殊传导系统的心肌细胞，包括窦房结（图6-2）、结间束、房室交界区、希氏束、浦肯野纤维，主要包括起搏细胞和浦肯野细胞，具有节律性兴奋的功能，又称为自律细胞。心肌细胞电生理特性中，兴奋性、自律性和传导性与心律失常的发生有关。

心律失常的发生主要有冲动形成异常、冲动传导异常或两者兼而有之。

（1）自律性：窦房结的起搏细胞自律性最高，正常 60 ～ 100 次/分；房室交界区次之为 40 ～ 60 次/分；浦肯野纤维仅 15 ～ 40 次/分。

（2）兴奋性：心肌细胞的兴奋性是指在受到刺激时能引发一次激动或产生一个动作电位，并向邻近细胞或组织扩散的能力。

（3）传导性：心肌激动能自动向周围扩散的能力称为心肌的传导性。不同心肌组织的传导速度有差异，浦肯野纤维 > 心房 > 心室 > 房室结。

心肌接受一次阈上刺激伴有发生收缩反应的能力称为心肌的收缩性。

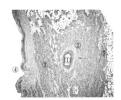

图6-2　窦房结的组织结构。①窦房结动脉；②窦房结；③心房肌；④右心房腔；⑤心外膜。窦房结比邻心外膜和右心房，心外膜病变和右心房病变都可以波及窦房结，当右心房严重纤维化时，会导致窦性冲动不能传导至心房，出现窦房阻滞、窦性暂停等缓慢心律失常。

■ 2. 心肌细胞的动作电位

典型心室肌细胞的动作电位分为几个时相（图 6-3）：

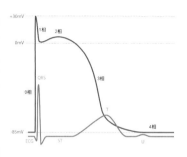

临床指引

快反应细胞和慢反应细胞

• 凡是钠离子参与的除极，动作电位上升快速，称为快反应细胞，例如心房肌细胞、心室肌细胞、浦肯野纤维等。凡是钙离子参与的除极，动作电位上升缓慢，称为慢反应细胞，例如窦房结细胞、房室交界区组织等。病理生理条件下，快反应细胞转变为慢反应细胞，容易引起各种传导紊乱。

（1）0 相：心肌细胞除极化过程，心肌细胞受到阈刺激后，大量阳离子进入细胞内，使细胞内电位由负变正而引起动作电位，称为除极。快反应纤维的 0 相主要是由于细胞膜对钠离子的通透性突然增加产生的；慢反应纤维的 0 相则是由于占优势的钙离子内流造成的。

（2）1 相：快速复极初期，细胞膜开始复极，膜电位迅速下降，由 +20 ～ +30mV 降至 0，这一时相的主要离子基础是暂时性钾外流（Ito）。

（3）2 相：缓慢复极期或平台期，膜电位保持在 0 电位水平，持续时间约为 100ms，缓慢的内向电流与外向电流保持平衡,内向电流主要为钙离子内流,钠离子内流也参与平台期的维持,外向电流为迟发电流的钾离子流。

(4)3相:快速复极末期或晚期快速复极,细胞内电位急剧下降到静息电位,这是由于大量钾离子外流造成的。

(5)4相:静息期或舒张期,膜电位降至 -90mV,各种离子泵开始运转,维持细胞膜内外离子浓度差。相当于体表心电图的 T 波结束到下一次 QRS 波起始。

3. 心肌细胞动作电位、不应期与体表心电图关系

心肌细胞具有明确的不应期,这是下一次激动能够正常产生的基础之一。

(1)有效不应期:应用比阈刺激强2～4倍强度的刺激,不能引起再次兴奋,持续时间为 200～300ms,相当于动作电位0、1、2相及3相的前半部,相当于体表心电图从 QRS 波群开始到 T 波的顶点。

(2)相对不应期:应用比阈刺激强2～4倍的刺激,方能引起兴奋,持续时间 20～100ms,相当于动作电位3相的后半部,相当于体表心电图 T 波的降肢。

(3)易颤期或易损期:不同部位心肌细胞兴奋性恢复存在差异,致使不应

临床指引

心肌细胞的平台期

• 与神经细胞相比,心肌细胞动作电位的主要特征是具有平台期,这是因为平台期内钙离子从肌浆网释放,满足心肌收缩的需要。正是因为平台期的存在,心肌不存在强直收缩。试想一下,一旦心室肌发生强直收缩,没有心室充盈,循环将会立即崩溃。

临床指引

病态的动作电位

• 在相对不应期内形成的兴奋,动作电位曲线不同于正常动作电位,可以表现为0相上升缓慢(因钠离子通道开放不完全,或钙通道开放),传导缓慢,是异位心律失常产生和传导紊乱产生的基础之一。简而言之,只有在动作电位彻底恢复到静息电位水平,产生的动态电位,才是正常的动作电位。

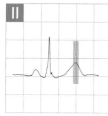

图6-4 心室易颤期。图中蓝色方块所示T波升支顶前后，一旦一个室性早搏落在前一心搏的心室易颤期上，可以诱发恶性室性心律失常。故QT综合征、低钾血症、抗心律失常药物过量导致QT间期延长时，易颤期窗口增大，容易发生恶性室性心律失常。

期、兴奋性和传导性呈非同步状态，在此时期给予较强的刺激，容易诱发折返激动，若多部位发生折返激动，则可诱发纤维性颤动。心房易颤期相当于R波的降支和S波的升支，心室易颤期相当于T波顶点前的20～30ms内，病理情况下易颤期可能增宽（图6-4）。

（4）超常期：超常期指复极完毕后的短时间内，膜电位比复极完毕更接近阈电位，引起兴奋所需的阈刺激比正常为小，其兴奋性比正常高。相当于体表心电图T波之后的U波初期，阻滞情况下在超常期可能发生传导的意外改善。

心肌细胞的动作电位是单个的心肌细胞激动所产生的，而体表心电图则是成千上万心肌细胞依次兴奋时在体表测得的综合电位变化。因此，QRS-T各个波段并不完全等于心室肌细胞动作电位的各个时相变化，仅仅是两者在电位变化上有一定的内在联系。

第二节 心律失常发生机制

心律失常是指心脏激动的频率、节律、起源部位、传导速度与激动次序的异常，可分为激动起源异常、激动传导异常和两者兼而有之。复杂心律失常往往是多种因素同时存在。

激动起源有不同的机制：

（1）自律性异常：具有起搏功能的心肌细胞，其动作电位4相跨膜电位不稳定，发生缓慢舒张期自动除极，达到阈电位后便引起新的动作电位，即产生激动（图6-5）。

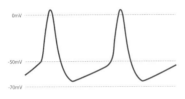

图6-5 起搏电位。起搏细胞没有静息电位，细胞膜电位自发性向正电位方向发展，直至产生一个新的动作电位，动作电位的0相是钙离子介导的，因此除极缓慢，称为慢反应细胞。病理情况下，心室肌细胞会出现起搏活动，这是一种异常的起搏活动，是异位心律失常产生的基础之一。起搏细胞不涉及心肌收缩，因此没有明显的平台期

（2）触发活动：触发活动本质上是"自律性异常"。产生的原因是后除极。后除极是指心肌组织在动作电位后产生的除极活动，若后除极的振幅增大并达到阈值，便可引起反复激动。后除极包括发生于细胞复极尚未结束之前的早期后除极和发生于细胞复极结束之后的晚期后除极（图6-6）。触发活动与自律性不完全相同，但亦可以引起持续性快速心律失常。

激动起源异常包括：各种逸搏和逸搏心律，各种期前收缩，各种加速性自主心律，触发机制的房性心动过速，触

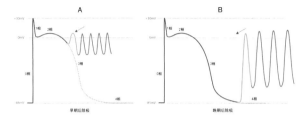

图6-6 后除极，灰色曲线是非
触发基础动作电位曲线，红色曲
线是动作电位曲线，橙色曲线
是后除极（箭头所示），一次
后除极可以产生一个异位搏动，
例如早搏，连续发生的后除极
（蓝色曲线所示）将产生心动
过速。早期后除极发生在前一
个动作电位2相~3相，晚期
后除极发生在动作电位4相。
详地黄中毒心律失常的发生与
晚期后除极有关。

发机制的室性心动过速、心房颤动、心室扑动和颤动。此外，心室起搏节律从广义上说是一种人为的异位节律。

2. 激动传导异常

传导异常是心律失常发生的常见原因，可解释心电图上各类传导阻滞、折返、预激。

（1）传导障碍：激动传导至某处心肌，如恰逢生理或病理不应期，可形成干扰现象或病理性阻滞。传导障碍主要表现为传导速度减慢和传导阻滞。

（2）传导途径异常：正常情况下，房室间仅希氏束－浦肯野纤维系统传递电活动，但 Kent 束、James 束、Mahaim束等旁路与希氏束－浦肯野纤维系统的分布和传导不同，导致心室激动的时间和顺序发生异常。

（3）折返激动：激动在传导过程中，途经解剖型或功能型分离的两条以上路

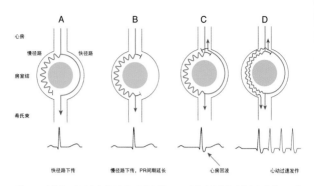

图 6-7 房室结双径路参与的折返机制示意图。A：由于房室结特殊的组织结构，正常情况下室性冲动经过快径路下传心室，快径路传导速度快，但是不应期长，经过慢径路下传的冲动，遭遇快径路下传冲动引起的不应期而湮灭。B：提前到来的房性早搏，遭遇快径路的不应期，不能经快径路下传，改为慢径路下传。慢径路传导速度慢，但是不应期短。下传冲动抵达共用出口下部时，快径路还没有不应期，冲动不能经快径路逆传。慢径路传导速度慢，花费时间多，PR 间期延长。C：在某个时间巧合的情况下，房性早搏经慢径路下传后，此时快径路度过了不应期，可以逆传至心房，产生一个心房回波（逆行 P 波），快径路逆传速度快，再次进入慢径路时，遭遇慢径路的不应期而未能再次下传，这次房性早搏只能引起一个心房回波。D：如果时间点非常巧合，房性早搏经慢径路下传心室，另一方面经快径路逆传，逆传心搏再次进入慢径路的时候度过了不应期，可以再次经过慢径路下传激动心室，并再次逆传心房，重复发生，就形成了心动过速。由此可见，折返形成的三个必要条件是：①存在折返环路（解剖型，例如手术瘢痕、心肌梗死后瘢痕；功能型，快径路和慢径路）；②单向阻滞，快径路不应期长，早搏容易落入快径路的不应期中不能下传，改为慢径路下传；③缓慢传导，缓慢传导保证传导径路能度过不应期，顺传和逆传持续发生。

径时，在一定条件下激动可循环往复，形成折返激动。形成折返激动的条件是：①存在至少两条路径形成的环路；②其中一条发生单向阻滞；③形成环路的各个部位，不应期要足够短，才能保证折返激动在环形运动中始终不能遇上处于不应期状态的组织，因而使折返激动得以持续存在。缓慢传导有利于等待下游组织度过不应期（图6-7）。

激动传导异常包括：干扰和房室脱节、窦房阻滞、房间阻滞、结间阻滞、房室阻滞、室内阻滞；典型心室预激、短PR预激、变异性预激；房室结折返性心动过速、房室折返性心动过速、心房扑动（本质是心房内大折返性房性心动过速）、左束后间隔特发性室速（原称分支性室速）等。

3. 激动起源和传导异常

并行心律是一种典型的合并激动起源和传导异常的心律失常。主要特点如下：

（1）激动起源点可以是生理性自律性异常、异常自律机制；

（2）异位兴奋点周围被保护性组织与周围心肌隔开，形成单向传入阻滞。

刘增长

重庆医科大学附属第二医院

第 7 章

窦性心律失常

第一节 正常窦性心律

窦性心律是人类的正常节律。不过，相当一部分心律失常对人体无害，但一些有病理生理和临床意义的心律失常值得重视，特别是一些危及患者生命的恶性心律失常。

正常窦性心律的心电图特点是（图7-1）：

①窦性心律P波特点：Ⅱ、V_6导联P波直立，aVR导联P波倒置；随P电轴的左偏或右偏的程度不同，Ⅰ、aVF导联P波可直立、低平；aVL、Ⅲ导联P波可直立、低平、倒置；

②P波的频率 60～100次/分；

③P波规则发生，同一导联的P-P间距相差

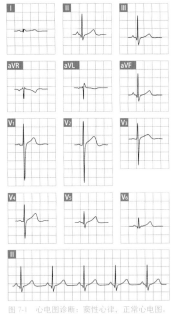

图7-1　心电图诊断：窦性心律，正常心电图。一例14岁男孩的心电图，虽然 $V_1 \sim V_3$ 导联R波增高，但临床无器质性心脏病，考虑正常变异。窦性心律的频率约为75次/分。

<160ms；

④ P-R 间期 120 ～ 200ms；

⑤ QRS 间期 ≤ 100ms。

第二节 窦性心动过速

1. 普通窦性心动过速

普通窦性心动过速可见于生理性条件下，例如运动后、就餐后、饮用咖啡后等，也可以见于疾病条件下，例如急性左心衰竭、急性呼吸衰竭、甲状腺功能亢进症等情况。窦性心动过速的心电图特点是（图7-2）：

① 符合正常窦性心律 P 波的特点；

② P-P 间期 <600ms，频率通常在 100 ～ 160 次 / 分之间，偶有 >180 次 / 分；

③ 可伴有 ST-T 改变。

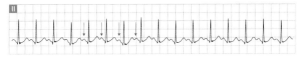

图7-2 心电图诊断：窦性心动过速，心室率 137 次 / 分。红色箭头标示出窦性 P 波，由于心率过快，P 波与之前心搏的 T 波部分重叠。在窦性心动过速的心率极其快速、P 波甚至与 T 波完全重叠、无法区分、容易误诊为其他类型的室上性心动过速。

2. 不适当的窦性心动过速

不适当的窦性心动过速又称非阵发性窦性心动过速或持续性窦性心动过速，是一种难以明确定义的临床综合征。心电图特征为：常年在休息状态下心率增快，常达160～190次/分，血压多数正常，无器质性心脏疾患。

第三节 窦性心动过缓

生理性窦性心动过缓见于夜间睡眠时，心率甚至可以降低至 30 次/分，与夜间迷走神经张力增高有关；但如果在白天交感神经为主时，心室率仅有 30 次/分，则是一种病态性心动过缓，因为无法满足人体基本的循环需求。窦性心动过缓的心电图特点是（图 7-3）：

图 7-3　心电图诊断：窦性心动过缓，心室率 41 次/分，每个窦性 P 波清晰可见。

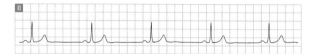

①符合正常窦性心律 P 波的特点；

② P-P 间期 >1000ms，频率 <60 次/分，常伴有窦性心律不齐；

③窦性心动过缓时常伴有逸搏及逸搏心律，有时逸搏和窦性心律形成干扰性房室分离（图 7-4）；

④显著窦性心动过缓合并窦房阻滞、

图 7-4　心电图诊断：窦性心动过缓，交界性逸搏。上排数字是心室率，第二个心搏值得研究，QRS 波群前可见半个 P 波形态（红色箭头所示），PR 间期 <120ms，考虑交界性逸搏，系心室率过于缓慢时，出现的交界性逸搏。注意其余三个心搏是窦性心搏，满足正常 PR 间期 >120ms。

36次/分　　38次/分　　37次/分

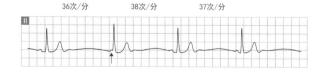

心电图诊断掌中宝

不需要治疗的心律失常

• 临床上，相当多的心律失常并不需要治疗，例如窦性心动过速、窦性心动过缓、窦性心律不齐、各种逸搏心律、偶发早搏、短阵室速。

• 需要治疗的心律失常多数引起血流动力学紊乱，患者有黑曚、晕厥、胸痛等症状，例如三度房室阻滞；部分是严重心动过缓，例如三度房室阻滞；部分是严重心动过速，例如阵发性室性心动过速等。

图7-5 心电图诊断：窦性心律不齐。窦性心律，P-P间期相差>160ms。窦性心律不齐时，P波形态可略有差异，系窦房结不同起搏点发出冲动所致。

窦性停搏等其他缓慢窦性心律失常，要排查病态窦房结综合征。

第四节 窦性心律不齐

窦性心律不齐是一大类不需要治疗的心律失常，大多数是生理性现象，少数见于一些特殊的心律失常。

窦性心律不齐的心电图特点是：

①符合窦性心律P波的特点，P波形态一致，有时存在轻微差异；当窦性心律不齐非常显著时，P波形态可有明显区别，例如心率快时P波振幅高，心率减慢时P波振幅低；

②P-P间期差值≥160ms。

1. 呼吸性窦性心律不齐

呼吸性窦性心律不齐时，吸气相心率增快，甚至可见到窦性心动过速；呼气相心率减慢，甚至可见到窦性心动过缓，心率的变化符合呼吸周期（图7-5）。

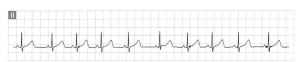

呼吸性窦性心律不齐的心电图，在一个呼吸周期中，有窦性心率逐渐增快，然后逐渐减慢，再次逐渐增快，如此反

复的特点。

2. 非呼吸性窦性心律不齐

非呼吸性窦性心律不齐，频率改变与呼吸无关，较少见（图7-6）。

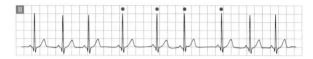

图7-6 心电图诊断：窦性心律不齐。观察此例窦性心律不齐，红色圆圈标注的地方，有突快突慢的特点。心动周期的演变不似图7-5呈一种规律的周期性变动（呼吸周期）

3. 室相性窦性心律不齐

室相性窦性心律不齐有两种类型。

Ⅰ型多见于二度Ⅱ型、高度或三度房室阻滞以及室性早搏时，表现为包含QRS波群在内的P-P间期比不包含QRS波群的P-P间期短20ms以上（图7-7）。

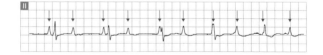

图7-7 心电图诊断：窦性心律，室性逸搏心律，三度房室阻滞。窦性心律，P波（红色箭头所示）和QRS波无关（PR间期不固定）。注意：夹有QRS波群的P-P间期明显比不夹有QRS波群的P-P间期短（建议读者自行测量各组P-P间期，比较两者之间的差别）

Ⅱ型表现为不包含QRS波群在内的P-P间期比包含QRS波群的P-P间期短20ms以上，此型少见。

第五节 窦房结内游走节律

窦房结内游走节律是由窦房结起搏

点不固定所致，从心电图上可以观察到窦性 P 波形态可有明显不同，但都满足 PR 间期 >120ms，不要误诊为房性早搏。

广义上来说，窦房结内游走节律亦是一种窦性心律不齐。心电图特点如下：

①窦性 P 波；

②同一导联内的 P 波形态、振幅有变化，P-P 间期可有轻度变化，但 P 波不会倒置（图7-8）；

③P-R 间期在 120～200ms。

图7-8 心电图示例：窦房结内游走节律，表现为心电图节律规整、窦性节律变慢、窦性 P 波明显低平

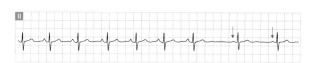

临床指引

缓慢心律失常患者的晕厥

· 缓慢心律失常的晕厥通常是心率缓慢，心输出量下降，影响脑部供血所致。通常缓慢心律失常本身不会引起晕厥，本质是低位逸搏节律的丢失。

· 缓慢心律失常时，心室率缓慢，部分患者容易并发恶性室性心律失常，例如多形性室速等，是此类患者发生晕厥的另一个原因。

第六节 窦性停搏

窦房结内的起搏细胞不能发出激动，称为窦性停搏或窦性静止。窦性停搏可以暂时性，也可以为永久性。窦性停搏有临床意义，提示窦房结功能不全或衰竭，严重心动过缓者需要植入心脏起搏器。心电图特点是：

①在正常窦性心律中，突然出现显著的长间歇（图7-9）；

②长间歇中无 P-QRS-T 波群出现；

③长间歇的 P-P 间歇与正常的窦性

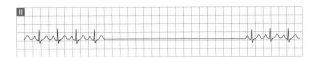

P-P 间期无倍数关系；

④长的 P-P 间歇后，可出现逸搏或逸搏心律，以房室交界区性逸搏或逸搏心律较常见，室性或房性逸搏较少见（图 7-10）。

图 7-9　心电图诊断：窦性心动过速，窦性停搏。第四个 P 波后突然出现一个长间期，期间无 P-QRS-T 波，长 P-P 间期与短 P-P 间期无倍数关系，考虑为窦性停搏。

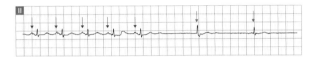

第七节　窦室传导

当血钾增高到一定程度时，心房肌细胞最先受到抑制，心电图 P 波消失，窦房结发出的激动经房间束、交界区激动心室，又称窦室节律。心电图特点是：

①P 波消失，但心率的波动跟随窦性心率；

②QRS 间期增宽，波形宽大畸形，QRS 波呈均一性增宽，提示心室肌弥漫性传导障碍（图 7-11）；

③极其容易误诊为室性心律，一旦发现高钾血症，则可明确窦室传导的心

图 7-10　心电图诊断：窦性心律，窦性停搏，左房异常，交界性逸搏心律。红色箭头所示为窦性 P 波，P 波波宽大畸形，时限 120ms，呈双峰。P 波后半部，蓝色箭头所示为交界性逸搏，仔细分析，QRS 波群前无 P 波，P 波的消失考虑为窦性停搏。

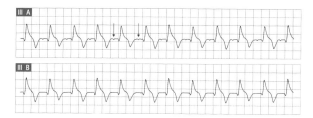

图 7-11　心电图诊断：A：窦性心律，宽 QRS 波，考虑高钾血症窦性 P 波清晰可见，III 导联 P 波浅倒置，PR 间期 >120ms，红色箭头所示。B：患者 P 波消失，容易误诊为室性心动过速，但与 A 相比，QRS 波群一致，仍为窦性心搏下传，只是心房肌麻痹，P 波消失，结合高钾血症临床，诊断为室室传导。

电图诊断。

第八节　窦房阻滞

发生于窦房结和心房肌之间的传导阻滞称为窦房阻滞，本质是窦性冲动向心房的传导出现障碍。

1. 一度窦房阻滞

每个窦性冲动都能传导至心房，但传导速度减慢，心电图表现为 P 波顺出，除非在特殊环境下，通过其他心电现象推测，常规体表心电图难以诊断一度窦房阻滞（图 7-12）。

图 7-12　一度窦房阻滞的发生机制。A：正常窦性冲动传导至心房，产生窦性 P 波。B：窦性冲动向心房的传导延缓，但每个窦性冲动都能传导至心房，产生窦性 P 波。除非心内电生理检查或某些特殊情况，心电图无法诊断一度窦房阻滞。

(1) 二度Ⅰ型（文氏型）窦房阻滞

二度Ⅰ型窦房阻滞的心电图特点是：PP间期逐渐缩短，直至P波脱落，出现长PP间期，长PP间期小于任何两个短PP间期之和（图7-13）。

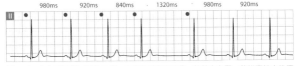

图7-13 心电图诊断：窦性心律，二度Ⅰ型窦房阻滞。整份心电图，貌似窦性心律不齐，但仔细分析图中的P-P间期存在一定规律，例如红色圆圈所示一系列，数字为P-P间期，P-P间期逐搏缩短，从980ms缩短至840ms，而后出现一个1320ms的长间歇，实际是期间脱落了一个窦性P波。典型二度Ⅰ型窦房阻滞的机制是窦性冲动向心房的传导时间逐搏延长，直至P搏脱落，反复发生。二度Ⅰ型窦房阻滞容易误诊为房性早搏、窦性心律不齐。

(2) 二度Ⅱ型窦房阻滞

二度Ⅱ型窦房阻滞的心电图特点是：规律的PP间期P波突然脱落，脱落的PP间期为正常PP间期的2倍或数倍（图7-14）。

图7-14 心电图诊断：窦性心律，二度Ⅱ型窦房阻滞。窦性心律，其间出现长PP间期，长PP间期是基础窦性PP间期的两倍，诊断二度Ⅱ型窦房阻滞。长PP间期与基础PP间期是否成倍数关系，是鉴别二度Ⅱ型窦房阻滞和窦性停搏重要的鉴别点。

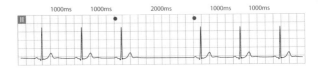

① 2:1 窦房阻滞

正常规律的 PP 间期突然出现窦性心率减慢，缓慢的 PP 间期为原 PP 间期的 2 倍。

② 高度窦房阻滞

连续两次以上的窦性激动不能激动心房，心电图特征为连续的 P 波脱落，出现的长 PP 间期是短 PP 间期的三倍、四倍（图 7-15）。

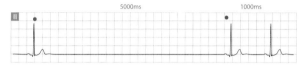

5000ms   1000ms

图 7-15 心电图诊断：窦性心律，高度窦房阻滞。心电图可见三个窦性 P 波，主要是长 P-P 间期接近 5000ms，是短 P-P 间期的五倍。考虑高度窦房阻滞，长 P-P 间期是因连续四个窦性冲动未能传导至心房所致。长 P-P 间期与短 P-P 间期存在倍数关系，因此不考虑窦性停搏。在长达 5s 的时间里，未见交界性逸搏和室性逸搏出现，提示次级起搏点的功能不佳。此类患者临床上容易出现缓慢心律失常所致的晕厥。

3. 三度窦房阻滞

窦性 P 波完全消失，与窦性停搏难以鉴别诊断，出现间歇性二度窦房阻滞时，有利于三度窦房阻滞的诊断。

第九节 病态窦房结综合征

病态窦房结综合征简称病窦综合征或窦房结功能不全，多见于老年人。由窦房结及其邻近组织病变引起窦房结起搏功能和/或窦房传导功能障碍所致，从而产生多种心律失常和临床症状的一组综合征。

窦房结及其周围组织退行性病变是本病最常见的原因，其次是冠心病，其他少见原因有心肌炎、心肌病、心肌淀粉样变及结缔组织疾病等。

窦房结综合征还可合并心房、房室交界区及心脏全传导系统的病理改变，引起多处次级起搏点和传导功能障碍。当合并房室交界区起搏或传导功能障碍时，又称双结病变。如同时累及左、右束支时，称为全传导系统病变。国际上通常把病态窦房结综合征分为四型：单纯窦缓型、窦缓伴窦房阻滞型、慢-快综合征型和窦缓伴房室阻滞型。

1. 窦房结功能评价方法

病态窦房结综合征的心电图特点如下（图7-16、图7-17、图7-18）：

①严重的窦性心动过缓，心房率低于45次/分；

②窦性静止，PP间期>2000ms；

③窦房阻滞，表现为二度和二度以上的窦房阻滞；

④房室交界区起搏和（或）传导功能障碍，表现为延迟出现的房室交界区

图7-16 心电图诊断：窦性心动过缓。窦性心律，频率43次/分，显著的窦性心动过缓要警惕病态窦房结综合征。有时，显著的窦性心动过缓可能是二度Ⅱ型窦房阻滞，实际窦性心率成倍，2:1下传心室。

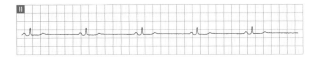

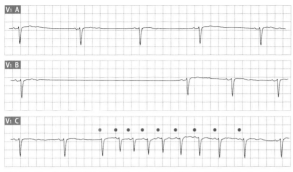

图 7-47 同一患者的连续心电图记录。A：窦性心动过缓，频率 39 次 / 分。B：窦性心动过缓，窦性停搏，P-P 间期不是其他 PP 间期的倍数，长 PP 间期诊断窦性停搏。C：窦性心律，交界性逸搏心律（蓝色圆圈所示），短阵房性心动过速（红色圆圈所示）。患者既有缓慢窦性心律失常，亦有房性快速性心律失常，实际为一例慢快综合征患者。

逸搏、过缓的房室交界区逸搏心律（逸搏周期 >1500ms）或房室阻滞，偶见合并束支阻滞；

⑤在窦性心动过缓、窦性停搏、窦房阻滞基础上，反复发生室上性心动过速如房性心动过速、心房扑动或心房颤动，形成所谓的慢 - 快综合征；快速心律失常自动停止后，2 秒后才出现窦性激动。

2. 24 小时动态心电图

以下 24 小时动态心电图监测结果支持病态窦房结综合征的诊断：

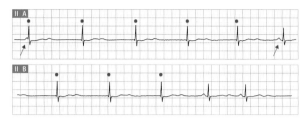

①最快心率 <90 次 / 分；

②最慢心率 < 45 次 / 分；

③出现窦性停搏、窦房阻滞、慢快综合征；

④出现持久而缓慢的逸搏节律；

⑤ 24 小时总心搏数 <80000 次；

⑥部分患者可合并房室阻滞和束支阻滞。

3. 运动试验

依据运动后心率增加能否达到预期年龄段心率。心率 >120 次 / 分，可排除病窦；<90 次 / 分，提示窦房结功能低下（图 7-19）。

4. 电生理检查

经直接心房调搏或食管检测窦房结功能是诊断病窦综合征较可靠的诊断方法，特别是结合药物阻滞自主神经系统的影响，更可提高敏感性。

测定的窦房结恢复时间（>150ms）

图 7-18　A：窦性心律、窦性停搏，交界性逸搏，长 QT 间期。心电图呈窄 QRS 波群，红色圆圈标注的是交界性逸搏心律，频率 45 次 / 分，这些 QRS 波前无相关 P 波，即没有固定 PR 间期且 PR 间期 >120ms 的 P 波，虽然第 1 个 QRS 波前有半个 P 波的影子，但 PR 间期 <120ms，考虑 QRS 波和其前的 P 波无关。第 6 个 QRS 波前有 P 波，PR 间期 >120ms，为窦性心律。整个心电图仅见 2 个窦性 P 波，考虑窦性停搏，亦有可能一些 P 波和交界性逸搏的 QRS 波重叠，但此例依据图形不能进一步推导。B：红色圆圈标注的是交界性逸搏，最后 2 个心搏为窦性心律，长 PP 间期不是短 PP 间期的倍数关系，考虑诊断窦性停搏。

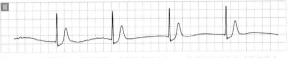

图7-19 心电图诊断：窦性停搏，交界性逸搏心律。一位进行运动平板试验的患者，突然出现窦性心律消失，代之以频率 42 次／分的交界性逸搏心律，提示窦房结功能异常。

窦房结的药物试验

• 窦房结受迷走神经和交感神经支配，利用药物阻断自主神经对窦房结的影响，测量窦房结自身固有节律频率，称为固有心率测定。通常利用普萘洛尔（0.2mg/kg）阻断交感神经，阿托品（0.04mg/kg）阻断迷走神经。固有心率计算公式：118.1-(0.57×年龄)。固有心率低于正常值，提示病态窦房结综合征。

• 对普通窦性心动过缓者，单独推注阿托品后，心率不能增快达 90 次／分，提示窦房结功能低下，称为阿托品试验阳性，但阴性结果不能排除本征。

• 对有青光眼或明显前列腺肥大的患者慎用阿托品。

和窦房传导时间（>180ms）常显著延长，提示窦房结恢复时间延长和窦房传导时间延长。

凌智瑜

重庆医科大学附属第二医院

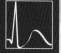

第8章

期前收缩

期前收缩亦称"过早搏动"、"早搏"、或"期外收缩"。早搏指在窦性或异位心律的基础上，心脏某一起搏点比基本心律提前出现的 P-QRS-T 波群，其后有较长的代偿间期（图 8-1）。除插入性（间位性）早搏外，一般不用"期外收缩"一词。

早搏根据起搏点的起源部位，可分为窦性早搏、房性早搏、交界性早搏、室性早搏四类。

第一节 早搏的时间间期

1. 联律间期：亦称"配对间期"、"配对时间"或"偶联间期"，指早搏与其前主导心搏的时距。主导心搏可以是窦

图 8-1 心电图诊断：窦性心律，室性早搏。第 5 个和第 9 个心搏宽大畸形，与基础窦性心律相比，提前出现（读者可以自行测量每个 R-R 间期进行比较）。①表示联律间期，440ms；②表示代偿间期，960ms；① + ②的总间期为代偿间歇，1400ms= 基础窦性周期的两倍。

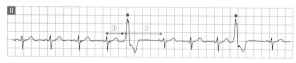

性心律、其他室上性节律或室性心律。

2.代偿间期：亦称"早搏后间期"或"回转周期"。指提前的激动与之后基础心搏间的一段较长的间期。从表面上来看，似乎是对较短的联律间期的代偿，称为代偿间期。

3.代偿间歇：指早搏的联律间期和代偿间期之和，既中间夹有早搏的两个基本心搏的时距。

第二节 早搏的代偿间歇

1. 无代偿间歇

指早搏插入一个基本心律的心动周期之中，即夹有插入型早搏的两个基本心搏与不夹有早搏的两个基本心搏的基本周期相等或近乎相等，称为无代偿间歇（图8-2）。

无代偿间歇主要见于基础节律较为缓慢时，早搏插在两个基础心搏中形成插入性早搏。

临床指引

代偿间歇与心电图分析

• 根据代偿间歇有助于早搏心电图的分析，但不能依据代偿间歇直接诊断早搏，例如室性早搏、房性早搏和交界性早搏都可以出现完全性代偿间歇、不完全性代偿间歇，因此应根据心电图早搏的特点进行诊断。

图8-2　心电图诊断：窦性心动过缓，室性早搏。红色圆圈标注的心搏提前出现，QRS波宽大畸形，T波与主波方向相反，系室性早搏。比较红色线段标示的"代偿间歇"和蓝色线段标示的基础窦性周期，发现两者几近相同，这是室性早搏插入到基础窦性心律中所致，多发生于基础心律较慢时

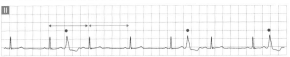

2. 等周期代偿间歇

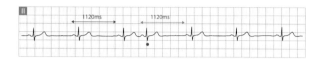

凡早搏后代偿间期等于一个基本心律的心动周期者，称为等周期代偿间歇（图8-3）。

基本心律起搏点与早搏起搏点彼此非常邻近，早搏一旦出现，迅速引起基本心律起搏点的节律顺延，例如靠近窦房结的房性早搏，室性逸搏节律时同侧心室出现的室性早搏。

3. 次等周期代偿间歇

次等周期代偿间歇介于等周期代偿间歇与无代偿间歇之间。早搏的代偿间期略短于一个基本心动周期，而代偿间歇又略长于一个基本心动周期。

4. 不完全性代偿间歇

凡代偿间期比基本心动周期长，而代偿间歇（联律期与代偿间期之和）小于两个基本心动周期者，称为不完全性代偿间歇。

不完全性代偿间歇是基本心律在早搏影响下发生节律重整的标志，常见于

图8-3 心电图诊断：窦性心动过缓，房性早搏。红色圆圈标注的是房性早搏，房性早搏的代偿间期1120ms，等于基础窦性周期1120ms，因此代偿间歇为等周期代偿间歇，提示这个房性早搏点靠近窦房结，从形态上看房性P'波也接近窦性P波。

临床指引

节律重整

• 当心脏中有两个节律点时，由于没有保护性传入阻滞，一个节律点（干扰节律点）可以侵入另一个节律点（频率较高的节律点或主导节律点），引起后者节律重新发放，称为节律重整。节律重整是常见的一种心电现象，是分析很多复杂心律失常需要使用的电生理知识。通常两个节律点相互临近，例如窦房结和房性异位灶。

窦性心律并房性早搏，也见于交界性早搏及室性早搏伴逆传心房者（图8-4）。室早伴不完全性代偿间歇比较少见。究其原因是室早起搏点与窦律起搏点相距较远，不易通过室房传导到达窦房结重整窦房结节律。

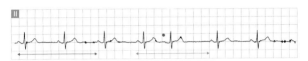

5. 完全性代偿间歇

凡联律间期与代偿间歇之和等于两倍基本心动周期者，称为完全性代偿间歇（图8-2）。反映了主导节律不受早搏的影响，没有发生节律重整。

形成完全性代偿间歇的原因：①基本心律起搏点与早搏起搏点相距较远，早搏侵入基本心律起搏点的机会较少；②基本心律起搏点周围出现了保护性传入阻滞；③早搏与基本心律激动在窦房交界区、心房内、交界区或心室内发生干扰，致使早搏激动无法侵入基本心律起搏点。

6. 类代偿间歇

心房颤动伴室性早搏时，虽然房颤

波下传的心室节律是不规则的，但在室早后仍可见到较长的代偿间期。由于房颤时室律绝对不齐，很难判定是否完全还是不完全代偿间歇，因此称为类代偿间歇（图8-5）。

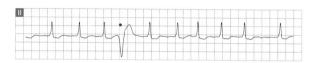

图8-5 心电图诊断：心房颤动，室性早搏，ST-T改变。红色圆圈标注的心搏为室性早搏，由于心房颤动的R-R间期不固定，无固定心动周期，因此无法衡量代偿间歇是否完全。

7. 超完全性代偿间歇

早搏的代偿间歇大于基本心律的两个心动周期，而代偿间期又短于基本心律的两个心动周期者，称为超代偿间歇（图8-6）。

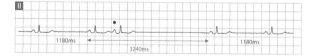

1180ms   3240ms   1180ms

图8-6 心电图诊断：窦性心动过缓，房性早搏。窦性周期1180ms，频率51次/分，红色圆圈标注的是房性早搏，房性早搏的代偿间歇3240ms，大于两倍窦性周期，但代偿间期小于两倍窦性周期，为超完全性代偿间歇，形成一次长PP间期，折换成心率仅19次/分。

超完全性代偿间歇见于：①早搏引起基本心律起搏点的抑制，导致恢复时间延迟；②节律重整后窦性心律不齐慢相；③发生于窦性心律不齐缓慢相的室性早搏伴超代偿间歇。

8. 特超代偿间歇

早搏后代偿间歇远远大于基本心律的两个心动周期者，称为特超代偿间歇。如病窦综合征，窦房结起搏功能低下，受到早搏刺激的直接抑制而呈现特长的代偿间歇（图8-7）。

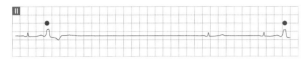

II

图8-7 心电图诊断：窦性心律、室性早搏、窦性停搏，提示病态窦房结综合征可能，建议完善动态心电图检查。红色圆圈标注的是室性早搏，可见第1个室性早搏后，出现很长的间歇，其间无P-QRS-T波。长间歇的出现可能系室性早搏侵入了窦房结，并对窦房结造成了深深的抑制，间接提示窦房结起搏功能不良。

9. 延期的代偿间歇

延期的代偿间歇的特点：插入性室性早搏引起其后第1个窦性P-R间期显著延长，第二个窦性P波因落入前一心动绝对不应期中而发生传导中断，漏搏一次QRS波群（图8-8）。

延期的代偿间歇较为罕见，是复杂心律失常的一个产生原因。

第三节 早搏的时相分期

早搏发生或出现于基本心律时相的不同时期，称为早搏时相分期。它是依据早搏前面一个基本心搏的P-QRS-T波各波段来作为分期的心电图标志（图8-8）。

1.收缩早期：相当于心室肌动作电位0～1相，相当于QRS波起点到J点。此时室上性早搏因落在心室绝对不应期

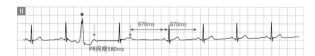

870ms   870ms

PR间期580ms

而不能下传，心电图表现为 P′ 与 QRS 重叠；室性早搏表现为室性融合波。

2. 收缩中期：相当于心肌动作电位的 2 相，相当于 J 点到 T 波顶峰。绝大部分室上性早搏因绝对干扰不能下传，偶见伴慢径下传或干扰性 P′-R 间期延长或伴有心室内差异性传导；室性早搏少见，此期室早系 R-on-T 型室早易诱发室速和室颤。

3. 收缩晚期：相当于心室肌动作电位 3 相，相当于 T 波顶峰到 T 波结束。P′与 T 波重叠，房早常伴有干扰性 P′R 延长或快频率依赖性室内差异性传导，此期室早系 R-on-T 室早，易诱发室速和室颤（图 8-9）。

4. 舒张早期：相当于心室肌动作电位 4 时相期，相当于 T 波结束到 U 波结束。室上性早搏和室性早搏形态大多

图 8-8　心电图诊断：窦性心律，室性早搏。红色圆圈标注的是室性早搏，系插入性早搏，蓝色箭头标注的是窦性 P 波，室性早搏后窦性 PR 间期因室性早搏向上逆传及房室交界区，干扰随后的窦性心搏，导致 PR 间期延长至 580ms，随后的第 4 个窦性 P 波落入第 3 个窦性心搏的 T 波上，房室交界区尚处于有效不应期，因此未能下传，导致室性早搏后一个心搏的 QRS 波脱落，形成一次长 RR 间期，即延期的代偿间歇。

图 8-8　早搏的分期

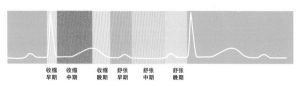

收缩　收缩　　收缩　舒张　舒张　舒张
早期　中期　　晚期　早期　中期　晚期

R-on-T 室早

• R-on-T 室早易诱发恶性室性心律失常，例如多形型室速，尖端扭转型室速，心室颤动等，是临床需要高度重视的一类室性早搏，但也有相当一部分 R-on-T 室早并不诱发恶性室性心律失常，无论如何，出现此种室性早搏的患者，都应该进行心电监护。

图8-9 心电图诊断：窦性心动过缓，室性早搏。红色圆圈标注的第4个心搏提前出现。QRS波宽大畸形，其前无 P，T 波方向与主波方向相反。诊断室性早搏，无代偿间歇。注意早搏之后的 PR 间期延长，系窦性心搏约束而来，房室交界区尚处于相对不应期，传导缓慢。室性早搏位于 T 波降支，但已越过 T 波波峰，难是 R-on-T 早，常不会诱发恶性室性心律失常。

无变异。

5.舒张中期：相当于心室肌动作电位4相中期，相当于U波结束到P波起点。各类早搏 QRS 波形态无变异。

6.舒张晚期：相当于心室肌动作电位4相晚期，相当于P波起点到 QRS 波起点。室上性早搏易形成房性融合波，室性早搏形成室性融合波。

早搏时相分期对于判断早搏的形态、传导过程中是否发生交界区的绝对或相对干扰、是否有束支或心室内干扰而形成室内差异性传导或室性融合波、早搏后代偿间歇的长短以及是否引起基本心律的节律重整等均有重要意义。

第四节 形形色色的早搏

1. 窦性早搏

窦性早搏起源于窦房结和窦房结周围心房组织，很难与基础窦性心搏鉴别，容易误诊为窦性心律不齐。窦性早搏的心电图特点是：

①突然出现的 P 波，其形态、方向、振幅和时间与各个同导联的窦性 P 波完

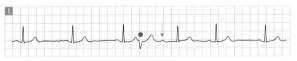

I

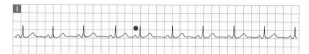

全相同；

②联律间期大多固定；

③早搏后代偿间期与基本心律周期相等，为等周期代偿间歇（图8-10）。

2. 房性早搏

房性早搏起源于心房肌，包括左心房和右心房。如果房性早搏起源点靠近窦房结，P′波形态将和窦性P波相近。房性早搏的心电图特点有：

①提前出现的P′波，形态与窦性P波不同，可以直立、低平、倒置，有时隐藏在T波中（图8-11）；

②P′-R>120ms；

③可出现干扰性P′-R延长，房性期前收缩伴室内差异性传导，若P′波后无QRS波为未下传房性期前收缩（图8-12和图8-13）；

④房性期前收缩多伴有不完全代偿间歇。间位性房性早搏、完全代偿间歇房性早搏、超代偿间歇房性早搏也不罕见；

⑤多源性房性期前收缩，P′波形态变化较大，同一导联可见多种形态的P′

图8-10 心电图诊断：窦性心律，窦性早搏。基础心律为窦性心律，频率77次/分，注意到第5个P波提前出现（红色圆圈所示），形态与基础窦性P波相似，代偿间期等于基础窦性周期，为等周期代偿间歇，考虑为窦性早搏。等周期代偿间歇是诊断窦性早搏重要的参考条件，窦性早搏的P波通常与基础窦性P波相同，或有轻微差异，但不应差别过于悬殊。

临床指引

推断房性早搏的起源部位

• 我们可以通过分析心电图房性早搏的P′波形态推断大致的心房起源部位，不过这些知识属于临床心电图高级内容。初学者应掌握各种房性早搏的心电图表现，能熟练诊断房性早搏后，再学习这些知识，感兴趣的读者可以参阅一些高级心电图教材。

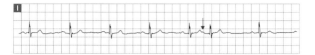

图 8-11 心电图诊断：窦性心动过缓，房性早搏。第 6 个 P' 波提前出现（红色箭头所示），形态与基础窦性 P 波不同，略显窄小，代偿间歇不完全，系房性早搏。

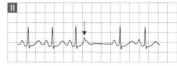

图 8-12 心电图诊断：窦性心动过速，房性早搏未下传。第 4 个 P' 波高尖窄，提前出现（红色箭头所示），重叠于之前窦性心搏的 T 波上，因出现过早，房室交界区尚未度过有效不应期而未能下传。房早的代偿间歇不完全。

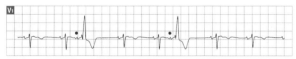

图 8-13 心电图诊断：窦性心律，房性早搏伴完全性右束支型差异性传导。第 3 和第 6 个 P' 波提前出现，形态与基础窦性 P 波不同，P' R 间期 ~120ms，代偿间歇不完全，考虑房性早搏。观察房性早搏的 QRS 波，宽大畸形，呈 rsR' 型，呈典型的完全性右束支阻滞图形，这是房性早搏发生过早，下传心室途中，前一窦性心搏的右束支尚处于相对不应期，形成的生理性差异性传导。

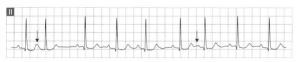

图 8-14 心电图诊断：窦性心律，多源性房性早搏。第 2 个和第 7 个 P' 波提前出现，P' R 间期大于 120ms，代偿间歇不完全，系房性早搏。注意两个房性早搏的 P' 波不同，第 2 个高尖，第 7 个低矮双峰，两者的配对间期不同，为多源性房性早搏，提示心房内有 2 个异位起源灶。

波（图 8-14）。

3. 交界性早搏

交界性早搏来源于交界区，可以逆传进入心房产生逆行 P 波和前传产生 QRS 波，可以只有逆行 P 波，可以只有 QRS 波，表现形式多样。心电图特点有：

①提早出现时间、形态正常的 QRS 波群（图 8-15）；

②逆传性 P′ 波可位于 QRS 波群之前，P′R 间期 <120ms；亦可位于 QRS 波群之后，RP′ 间期 <200ms；也可能与 QRS 波群重叠而不能识别（图 8-16）；

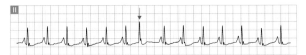

图 8-15 心电图诊断：窦性心动过速，右房异常，交界性早搏。第 7 个 QRS 波群提前出现（红色箭头所示），QRS 波群前后无相关 P 波，形态与基础 QRS 波群相似，代偿间期完全，考虑为交界性早搏

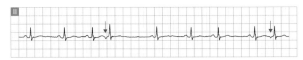

图 8-16 心电图诊断：窦性心律不齐，交界性早搏。第 4 个和第 9 个 QRS 波群提前出现，形态与窦性 QRS 波群相似，其前有逆行 P 波，PR 间期 100ms，明显短于正常窦性 PR 间期，这例交界性早搏的代偿间歇不能判断是否完全，因为基础窦性周期 R-R 间期明显不同。

逆行 P 波和 QRS 波的关系

• 交界性的逆行 P 波可以出现在 QRS 波之前，PR 间期小于 120ms，亦可以出现在 QRS 波群之后，亦可以重叠于 QRS 波群中不显，取决于交界性早搏逆行传导和顺行传导的时间差，例如如果逆行 P 波和 QRS 波产生的时间相等，则逆行 P 波重叠于 QRS 波群中不显。

交界性早搏和高位室早

• 起源于希氏束分叉部以下的高位室早，QRS 波群与室上性 QRS 波群极其相似，心电图有时很难鉴别交界性早搏和高位室早，明确诊断需要借助心内电生理检查（His 电图）。此时可以采用优先原则，诊断为室性早搏，但交界性早搏不除外。

③多伴有完全代偿间歇，也可出现不完全代偿间歇，心率慢时，往往出现间位性交界性期前收缩。

4. 室性早搏

室性早搏是指希氏束分叉以下部位的异位起搏点提前产生的心室激动。QRS 波群变异程度与室早起源位置有关：起源于室间隔、希氏束旁、游离壁、心尖部、流入道、流出道等肌性室性早搏，QRS 时限 >120ms；起源于右束支、左束支主干、左前分支、左后分支的分支性室性早搏，QRS 时限 <120ms。

起源部位越靠近希氏束分叉部位，QRS 形态越接近正常下传的 QRS 形态，越远离希氏束分叉部位，其形态越宽大畸形。

室性早搏的心电图特点有：

①提前出现的宽大畸形的 QRS-T 波群（图 8-17）；

②其前无相关 P 波，部分室早 QRS 波之后可见逆行 P′ 波，RP′ 间期因逆传快慢不同而不同，RP′ 间期多 <200ms（图 8-18）；

③T 波多与 QRS 主波方向相反；

④常伴有完全性代偿间歇；若室性早搏逆传激动心房，并干扰窦房结，也可出现不完全代偿间歇；

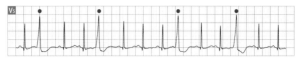

图 8-17　心电图诊断：窦性心动过速，频发室性早搏。基础心律为窦性心动过速，QRS 波群呈 qR 型，第 2、5、9 和第 12 个心搏提前出现，呈 R 型，其前无相关 P 波，T 波方向与 QRS 主波方向相反，代偿间歇完全，系室性早搏。这些室性早搏的配对间期一致，形态一致，考虑单源性室性早搏。

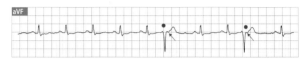

图 8-18　心电图诊断：窦性心律，室性早搏。第 6 和第 9 个 QRS 波群提前出现，其前无相关 P 波，QRS 波宽大畸形，T 波与 QRS 主波方向相反，代偿间歇完全，系室性早搏。注意到每个室性早搏的 ST 段上有一个负向波，为逆传 P 波，RP 间期 190ms，是室性早搏逆传至心房，引起心房逆行激动所致。

⑤间位性期前收缩是位于两个正常窦性搏动之间的期前收缩，常见于心率缓慢时；

⑥同一导联出现两种及以上不同形态的室性早搏为多形或多源性室早（图 8-19）。多形性和多源性室性早搏需要进一步评估；

⑦舒张晚期的室性早搏可见室性融合波（图 8-21）。

⊙ **室性早搏的 Lown 分级标准**

1971 年，美国医生 Lown 和 Wolf 总结了室早和冠心病猝死的关系，通过

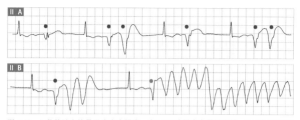

图 8-19 A 条基础心律是三度房室阻滞，窄 QRS 波群为交界性逸搏，红色圆圈标注的是室性早搏，QRS 波宽大畸形，配对间期不等，形态多样，考虑多源性室性早搏。B 条红色圆圈标注的是室性早搏诱发锯齿状多形性室速，蓝色圆圈标注的是室性早搏诱发一长串多形性室速。注意基础交界性逸搏的 QT 间期延长，这也是此例患者的室性早搏多源化，诱发恶性室性心律失常的基础。

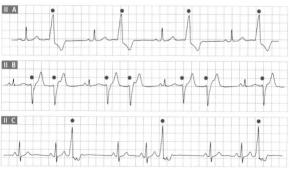

图 8-20 室性早搏的表现形式。红色圆圈标注的是室性早搏。A：室性早搏二联律，基础心律（窦性心律）和室性早搏间次出现。B：室性早搏三联律：一个基础心律两个室性早搏的形式出现。B：仿三联律：室性早搏以两个基础心律，一个室性早搏的形式重复出现。

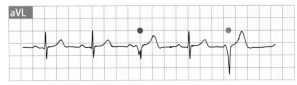

aVL

图 8-21 心电图诊断：窦性心律，室性早搏。第三个 QRS 波 和第 5 个 QRS 波群为室性早搏。室性早搏发生于舒张晚期，第 5 个 QRS 波宽大畸形，T 波与主波方向相反，注意第 3 个室早形态介于正常窦性 QRS 波群和室性早搏之间，系室性心搏和室性早搏产生的心室融合波。判断心室融合波，至少可以见到三种 QRS 波群：基础 QRS 波群，室性早搏 QRS 波群和形态介于两者之间的室性融合波。

220 例急性心肌梗死患者住院期间的心电监测资料，推测不同级别的室早与患者预后之间的关系，即 Lown 分级。Lown 认为室早级别越高猝死危险越大。

0 级：无室性期前收缩；

Ⅰ级：偶发，<30 次 / 小时；

Ⅱ级：频发，≥30 次 / 小时；

Ⅲ级：频发，多形性室性早搏；

ⅣA 级：连续成对的室性早搏，反复出现；

ⅣB 级：≥3 次连续的室早，反复出现；

Ⅴ级：R-on-T。

Lown 分级能较客观的定量估价病人室性早搏的情况，但仍有不少学者对 Lown 分级提出批判。显然 Lown 分级对室早分级时没有考虑室早起源部位、室早形态及心脏的基础情况。

临床指引

室性早搏的临床意义

• 室性早搏的临床意义主要取决于基础心脏疾病背景，健康人出现的单个、偶发室性早搏通常并无临床意义，但器质性心脏病频发、多源、多形性室早有显著临床意义。频发室性早搏能降低左心室功能；多源、多形性室早多提示心肌严重病变，此类室早多合并恶性室性心律失常，需要积极治疗。

■■ 徐艳萍

重庆医科大学附属第二医院

第9章

逸搏和逸搏心律

第一节 逸搏和逸搏心律

　　当窦房结不能发出激动或发出的激动因传导受阻不能下传时，次级起搏点的激动则由于窦性起搏点频率抑制作用的解除而开始发放，按照它们的固有频率发出激动，以免心脏停止搏动，这是一种保护性的心律失常（图 9-1）。这种控制心房、心室或整个心脏活动的异位心律或搏动称为逸搏；逸搏连续发生三次或三次以上称为逸搏心律。

　　逸搏或逸搏心律是一种继发现象，而不是原发性心律失常，是一种常见的被动性异位搏动，是防止心室长时间停搏的一种保护机制，常见于冠心病、心肌病、风湿性心肌炎、麻醉、洋地黄中毒、高钾血症、奎尼丁中毒、临终前的窦性停搏、完全性房室阻滞等。

1. 窦性逸搏和窦性逸搏心律

　　部分学者认为，在一份心电图上，无论什么异位的主导节律中，只要出现一个窦性 P 波，都应诊断为窦性心律，

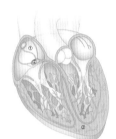

图 9-1　心脏中的次级起搏点。①心房、②房室交界区、③心室次级起搏点频率低下，起搏功能较差，频率缓慢。逸搏节律并不稳定，需要临床干预。

但实际上却没有形成窦性节律。对于单个或成对出现的窦性P波不是由窦房阻滞导致的，逸搏周期在 600～1000ms 之间，即可诊断窦性逸搏。窦性逸搏心律也称窦性心律。

2. 房性逸搏和房性逸搏心律

房性逸搏主要特点是在一个长间歇后，出现不同于窦性P波的房性节律，多见于缓慢心率时。心电图特点是：

①延迟出现的P'波，形态与窦性P波不同（图9-2）；

②PR间期 ≥ 120ms；

③通常房性逸搏的出现周期为 1000～1200ms，频率在 50～60 次/分；

④单次出现为房性逸搏，连续出现 3 次及以上称为房性逸搏心律。

临床指引

如何快速区分早搏和逸搏

• 初学者往往因接触大量心律失常术语而容易混淆早搏和逸搏。早搏，顾名思义，是提前出现的心搏。逸搏，是延迟出现的心搏。无论基础心动周期快慢，均可以出现早搏，而逸搏发生在基础心率缓慢时。判别是早搏或逸搏，可以比较心搏出现的周期和基础心动周期，如果出现周期较基础心动周期长，提示频率更慢，考虑逸搏（参见图8-1）。

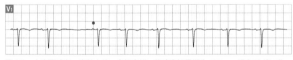

图9-2 心电图诊断：窦性心律，房性逸搏。基础窦性周期为660ms，频率83次/分，第3个心搏延迟出现，出现周期为1260ms，频率48次/分，仔细观察这些P波形态，基础窦性P波呈正负双向，而延迟出现的P波呈正向波，考虑为房性逸搏。

3. 交界区逸搏和逸搏心律

随着心脏电生理的发展，交界性心

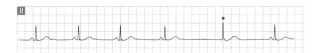

II

图 9-3 心电图诊断：窦性心动过缓，交界性逸搏。基础心律为窦性心动过缓（请读者测量基础心动周期），第 5 个心搏延迟出现（请读者测量出现周期并和基础心动周期进行比较），其前无相关 P 波，QRS波形态与窦性 QRS 波群近似，为交界性逸搏

图 9-4 心电图诊断：交界性逸搏心律。每个 QRS 波群前可见逆行 P' 波，PR 间期 <120ms，QRS 波群为窄 QRS 波群，考虑室上性心搏，频率 58 次／分。有关逆行 P' 波和 QRS 波关系的心电图，在室上性心动过速章节中有更多的图例，请读者自行比较体会。

律的范畴已远远超过房室结本身，包括整个房室交界区，例如冠状窦心律、左房心律、房室结及希氏束发出的心律。来自房室交界区的激动，具有双向传导特点，同时向上逆传激动心房和向下顺传激动心室。当双向激动同时激动心房和心室，P' 与 QRS 重叠而被掩盖；先激动心房后激动心室，倒置的 P 波位于QRS 波之前；先激动心室后激动心房，倒置的 P' 波位于 QRS 波之后。

交界区逸搏和逸搏心律的心电图特点有：

①延迟出现形态正常的 P'–QRS-T 波群（图 9-3）；

②逆传倒置的 P' 波可位于 QRS 波群之前，P'R 间期 <120ms；位于 QRS 波群之后，RP' 间期 <200ms；也可与 QRS 波群重叠而不能识别（图 9-4）；

③通常交界性逸搏的心动周期为1000 ～ 1500ms，生理频率在 40 ～ 60

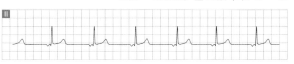

II

次/分；

④单次出现为交界性逸搏，连续3次及以上称为交界性逸搏心律。

4. 室性逸搏和逸搏心律

室性逸搏来源于心室，是最终端的逸搏节律，一旦消失，心室将面临停搏的风险，是临床需要严密监护的心脏节律。心电图特点是：

①延迟出现的宽大畸形的 QRS-T 波群（图 9-5）；

②其前无相关 P 波，部分室性逸搏

临床指引

宽大畸形的室性心搏

• 室性早搏、室性逸搏、心室起搏等室性来源的心搏，QRS 波通常宽大畸形，因为心室来源的心搏经由心室肌传导，传导速度缓慢，从一侧心室传导至另一侧心室。室上性心搏经由传导束来传导至心室，传导速度快且左右心肌近乎同时激动，产生窄 QRS 波。

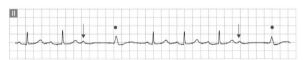

图 9-5　心电图诊断：窦性心律，二度 I 型房室阻滞，室性逸搏。PR 间期逐搏延长，直至 QRS 脱落，形成长间歇。红色箭头所示为 P 波被阻滞未能下传心室。阻滞造成长间歇，结束长间歇的是宽大畸形的室性搏动（红色圆圈所示），形态与基础窦性心律明显不同，延迟出现，系室性逸搏

可见逆传 P′波；

③通常室性逸搏的逸搏周期为1500～3000ms，生理频率在 20～40次/分；

④单次出现为室性逸搏，连续3次及以上称为室性逸搏心律（图 9-6）。

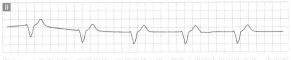

图 9-6 心电图诊断：窦性停搏、室性逸搏心律　整条心电图未见窦性 P 波，考虑窦性停搏，QRS 波宽大畸形，T 波与主波方向相反，频率 36 次/分，为室性逸搏心律

临床指引

次级起搏点的频率

• 正常情况下，次级起搏点的频率低于窦房结，因此被窦房结抑制不显，窦房结成为主要主导节律。当窦房结功能衰竭时，次级起搏点开始发放冲动控制心脏节律，避免心脏停搏，形成被动性的逸搏节律。次级起搏点的固有频率低于窦房结，且频率心房 > 房室交界区 > 心室。

• 次级起搏点在某些条件下，例如炎症刺激、药物作用、缺氧时，频率接近或超过主导节律且主导节律并无衰竭时，将产生主动性心律失常，即所谓的加速性逸搏心律。这种情况实际上不属于逸搏的范畴了，文献中或著作中仍称为加速的逸搏心律只是习惯使然。

第二节　加速性自主节律

加速性自主心律或自主性心动过速，原名非阵发性心动过速、加速的逸搏心律等，是由心脏异位起搏点自律性增高所致，属于主动性心律失常，往往与窦性心律交替出现。加速性自主心律常由器质性心脏病引起。

1. 加速性房性自主心律

加速性房性自主心律的心电图特点如下（图 9-7）：

①提前出现连续 3 次或 3 次以上的 P′ 波，形态不同于窦性 P 波；

②频率 60 ～ 140 次/分；

③P′R 间期 >120ms；

④频率增快时，可伴有文氏下传。

当加速性房性自主心律的频率 >100 次/分时，实际是一种广义的房性心动过速了。

2. 加速性交界性自主心律

加速性交界性自主心律常见于急性

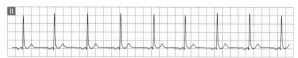

图 9-7 电图诊断：加速性房性自主心律。逆行 P′ 波，P′R 间期 >120ms，QRS 波群呈室上性；P′ 波频率 77 次 / 分。P′ 波逆行，考虑心房下部节律；频率超过心房固有频率 50 ~ 60 次 / 分，但未超过 100 次 / 分，无法诊断为房性心动过速，结合以上条件诊断为加速性房性自主心律。

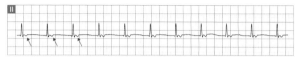

图 9-8 电图诊断：加速性交界性自主心律。窄 QRS 波群，其后可见逆行 P′ 波，RP′ 间期 <120ms，固定相关，提示交界区起源。RR 周期接近 640ms，计算频率 125 次 / 分，满足加速性交界性自主心律的诊断标准。

心肌梗死、心肌炎和洋地黄中毒等临床情况，心电图特点如下（图 9-8）：

①提前出现连续 3 次或 3 次以上的形态正常的 P′-QRS-T 波群；

②逆传倒置的 P′ 波可位于 QRS 波群之前，P′R 间期 <120ms；或位于 QRS 波群之后，RP′ 间期 <200ms；也可与 QRS 波群重叠而不能识别；

③频率 60 ~ 130 次 / 分；

④当与窦性心率频率接近时，形成窦交竞争心律并伴有房性融合波。

3. 加速性室性自主心律

加速性室性自主心律是心室自主频

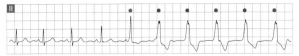

图 9-9　心电图诊断：窦性心律，加速性室性自主心律。心电图前四个心搏为窦性心律，频率 81 次 / 分；后 6 个 QRS 波宽大畸形（所有圆圈标注心搏），T 波方向与主波 QRS 波方向相反，频率 85 次 / 分。仔细分析蓝色圆圈标注的心搏，QRS 波形态介于窦性 QRS 波群和完全室性心搏（红色圆圈标注）之间，系窦性心搏和室性心搏产生的融合波。蓝色圆圈标注的心搏，QRS 前有一个 P 波，系窦性 P 波，但 PR 间期短于正常 PR 间期。该室性心律并非出现于长间歇后或心动过缓时，频率快于心室固有频率 20 ～ 40 次 / 分，但未达到心动过速诊断标准（>100 次 / 分），故诊断为加速的室性自主心律。

率超过固有频率，有时心率显著增快，演变为室性心动过速。加速性室性自主心律的心电图特点有（图 9-9）：

①提前出现连续 3 次或 3 次以上的宽大畸形的 QRS-T 波群；

②其前无相关 P 波，部分 QRS 波之后可见逆行 P′ 波；

③频率 40 ～ 100 次 / 分；

④T 波多与 QRS 主波方向相反；

⑤当与窦性心率频率接近时，形成窦室竞争心律并伴有不同程度室性融合波，形成所谓手风琴现象。

临床指引

加速性室性自主心律临床

• 通常，加速性室性自主心律是一种良性心律失常，短阵发作，常见于基础节律的心率慢于或接近室性自主心律的频率时，无需特殊处理。当基础节律频率增快，可以再次抑制加速性室性自主心律。某些特殊情况下，往往在严重心脏疾病时，加速性室性自主心律可以蜕变为室性心动过速。

　　陈伟杰

重庆医科大学附属第二医院

第10章
房性快速性心律失常

第一节 局灶性房性心动过速

根据房性心动过速电生理特点，Saoudi 等建议分类：局灶性房速（自律性、触发活动或微折返）；大折返性房速（典型房扑和左、右心房大折返房速）；其他：非典型房扑（Ⅱ型房扑）、不适当窦速、窦房折返性心动过速、心房颤动。

房性冲动起源自心房很小区域，然后离心地扩布，并下传心室。与大折返机制的房速主要不同点在于其冲动产生自心房内的一个局灶点。自律性、触发活动或微折返性房性心动过速在体表心电图上难以鉴别，它们的心电图特征有：

①提前出现连续 3 次和 3 次以上的

临床指引

心房电重构

• 心房的快速性心律失常，例如房性心动过速、阵发性心房颤动、心房扑动、室上性心动过速等，过快的房性率能缩短心房不应期，有利于心动过速的维持，这种现象称为心房电重构。

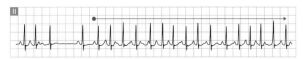

图 10-1　心电图诊断：窦性心律，房性心动过速。前 3 个心搏是上一阵房性心动过速发作结束期，第 4 个心搏为窦性心搏，第 5 个心搏为窦性心搏，P' 波形态与窦性 P 波相比，形态较尖，其后红色箭头所示为发作的房性心动过速，QRS 波呈室上性，每个 QRS 波群前都有 P' 波，P'R 间期 >120ms，节律不齐，频率波动于 167 ～ 230 次/分非折返性房性心动过速的一个特点是心动过速发作时心律不规整。

P'波，心房率通常150～250次/分（图10-1）；

②P'波形态与窦性P波不同，其形态因起源位置不同而有所差异；

③频率快时常伴房室文氏下传，2:1房室传导者亦属常见，但房性心动过速不受影响（图10-2）；

④P波之间存在等电位线；

⑤发作开始时心率逐渐加速，所谓"温醒"现象；

⑥刺激迷走神经不能终止心动过速，仅加重房室阻滞；

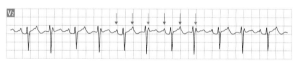

图10-2 心电图诊断：房性心动过速伴3:2文氏传导。箭头标示出部分房性P'波，频率150次/分，节律整齐；室室率略有不齐，频率波动于94～107次/分，仔细分析，红色箭头标注的P'R间期逐渐延长，直至蓝色箭头标注的P'被阻滞，系房性心动过速伴3:2文氏传导。

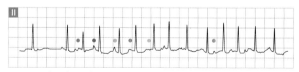

图10-3 心电图诊断：窦性心律，紊乱性房性心动过速。从第3个心搏起，后面一系列心搏为房性心动过速，心室率绝对不规整，QRS波群呈室上性，注意P'波形态多样，不同颜色标示出了部分形态各异的P'波，P'R间期不同。P'波形态、P'R间期、RR间期"三不同"是诊断紊乱性房性心动过速的心电图特征。

⑦有三种或以上形态各异的 P′ 波，称为紊乱性房性心动过速（图 10-3）。

第二节 心房扑动

现代心脏电生理学上，心房扑动属于大折返性房性心动过速。心房折返解剖学基础：扩大的心房，心房纤维组织增多，机械重塑和电重塑；手术切口、瘢痕、缝线、人工补片或心房组织折叠处；异常连接通道（如 Fontan 术）；原有自然解剖结构：房室瓣环、腔静脉、终末嵴、肺静脉口。

不同的研究者在不同时代提出了不同的房扑分类方法。1979 年，Wells 把心房扑动分为 I 型和 II 型，I 型房扑波的频率为 240～340 次/分，可被快速心房起搏终止，包括典型心房扑动和心脏手术后的瘢痕性房扑；II 型房扑频率为 340～430 次/分，快速心房起搏不能终止。1997 年，Olgin 将房扑分为典型房扑、非典型房扑和手术切口型房扑。2001 年，Schrinman 根据房扑发生机制和部位将房扑分为峡部依赖性房扑、非峡部依赖性房扑和左心房房扑。

临床上常采用典型和非典型房扑的分类方法。

▍ I. 典型心房扑动

典型房扑是右心房内大折返性心动

临床指引

根据房性 P′ 波特点定位

• 房速常见的起源部位依次为界嵴、肺静脉、三尖瓣环、间隔和两侧心耳等部位。可以根据心电图房性 P′ 波的特点进行房速起源部位的定位。

房速定位	
起源部位	P′ 波特点
右房	I、V_6 导联直立
左房	I、V_6 导联倒置
心房下部	II、III、aVF 导联倒置
右房上部	I、II、III、aVF 导联直立
右上肺静脉口房速	V_1 导联直立；II、III、aVF 导联直立；aVL 导联直立
左上肺静脉口房速	V_1 导联直立；II、III、aVF 导联直立；aVL 导联倒置

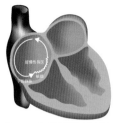

图 10-4 普通型典型房扑折返环（逆钟向）：典型房扑是右心房内三尖瓣环峡部依赖性大折返性房性心动过速，左心房被动激动。激动经三尖瓣环峡部后，在间隔部相对缓慢向上激动，在下壁导联形成一个缓慢的下降支，激动在游离壁相对快速向上激动，在下壁导联形成一个快速的上升支，周而复始形成连续的缓慢下降支和快速上升支不对称的锯齿状心房扑动波。心房间电活动通常经由房间隔向下连接右心房的冠状静脉窦激动左心房，心房扑动波在 V₁ 导联一般直立

过速，左心房被动激动。典型房扑的折返环依赖于下腔静脉和三尖瓣环之间峡部的缓慢传导，也称三尖瓣环峡部依赖性心房扑动。

心内电生理发现，典型房扑时沿三尖瓣环的心房肌有一致的激动顺序。围绕三尖瓣环逆时针折返的典型房扑（普通型）临床上最常见。逆钟向折返心房的激动顺序为：峡部→由下向上激动间隔部→终末嵴→由上向下激动右心房前侧壁→峡部，周而复始，从而在体表心电图上形成连续的心房扑动的锯齿波（F波，图 10-4 和图 10-5）。

房扑波的上升支和下降支是不对称的，其向量原理是：①由下向上激动传导相对缓慢的右心房间隔部，激动方向远离体表心电图 Ⅱ、aVF、Ⅲ 导联探测电极，所以形成房扑波缓慢的下降支；②之后，激动经右心房顶部，向传导相对较快右心房前侧壁下行传导，由于激动方向朝向体表心电图 Ⅱ、aVF、Ⅲ 导联探测电极，所以形成房扑波快速的上升支；③激动在下腔静脉－三尖瓣环峡部缓慢传导后，再次由下向上激动右心房间隔部，周而复始形成连续的缓慢下降支和快速上升支的房扑波。

围绕三尖瓣环逆时针折返的典型房

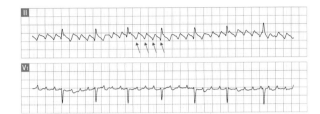

扑，心房电活动通常通过房间隔下部左右心房之间的连接冠状静脉窦激动左心房，所以，心房扑动波在 V_1 导联一般直立。

围绕三尖瓣环顺时针折返的典型房扑（少见型）与逆钟向折返心房的激动顺序完全相反，房扑波为缓慢上升支和快速下降支（图 10-6 和图 10-7）。

围绕三尖瓣环顺时针折返的典型房扑，激动多通过房间隔上部的房间束激动左心房，但有时也可通过房间隔下部左右心房之间的连接冠状静脉窦激动左心房；因此，顺时针折返的典型房扑左

图 10-5 心电图诊断：心房扑动。红色箭头标示出四个心房扑动波，其中一个与 QRS 波重叠。可见 Ⅱ 导联 F 波呈相对缓慢下降支和相对快速上升支，V_1 导联直立，此型为普通典型心房扑动（逆钟向传导）。

图 10-6 心电图诊断：心房扑动。红色箭头标示出四个心房扑动波，其中一个与 QRS 波重叠，可见 Ⅱ 导联 F 波呈相对缓慢上升支和相对快速的下降支，V_1 导联正负双向，此型为普通典型心房扑动（顺钟向）。

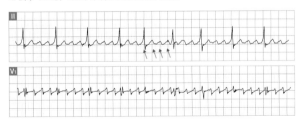

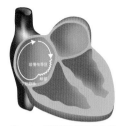

图 10-7　普通型典型房扑折返环（顺钟向）：典型房扑是右心房内三尖瓣环峡部依赖性大折返性房性心动过速，左心房被动激动。激动经右三尖瓣环峡部后，激动在游离壁相对快速向上激动，在下壁导联形成一个相对快速的下降支。在间隔部相对缓慢向下激动，在下壁导联形成一个缓慢的上升支，周而复始形成连续的快速下降支和缓慢上升支的对称的锯齿状心房扑动波。激动多通过房间隔上部的房间束激动左心房，但有时也可通过冠状静脉窦激动左心房；因此，顺时针折返的典型房扑左心房的激动顺序和方向变化较大，所以心房扑动波在 V₁ 导联成倒置或宽的双相心房扑动。

心房的激动顺序和方向变化较大，所以，心房扑动波在 V_1 导联成倒置或宽的双相心房扑动。

心房扑动波的体表心电图极性和形态除与右心房围绕三尖瓣环心房肌的激动顺序有关外，还与右心房激动传入左心房的部位以及左心房的激动顺序和方向有关，也与左右心房的大小和形态等有关，这也导致了房扑波的多样性。

▋ 2. 非典型心房扑动

非典型房扑包括非峡部依赖性房扑、右心房瘢痕相关的房扑、环绕肺静脉折返或消融后出现的房扑、环绕修补术后补片的房间隔折返的房扑（间隔性房扑）等。由于非典型房扑的折返环位置的多样性，各导联房扑波方向和形态一般无规律可循，但间隔性房扑的心电图有其特殊性（见特殊类型的心房扑动）。

▋ 3. 心房扑动心电图诊断要点

①心电图上 P 波消失，代以 240～340 次/分的波形、方向相同，间隔极为匀齐的 F 波（Ⅱ、Ⅲ、aVF、V_1 中易于辨认），房扑波之间的等电位线消失（图 10-8）；

②心电图可分为两类：典型房扑（Ⅰ型）常见，连续的锯齿状房扑波，心房

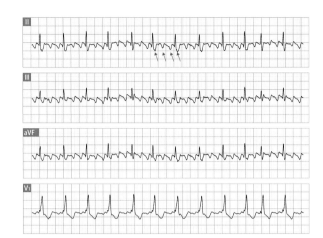

快速调搏多能终止；非典型房扑（Ⅱ型）少见，房扑波呈圆凸向上而非锯齿状，很难为心房调搏所终止；

③房扑的心室率决定于房室传导比例，未经治疗时多为2:1下传（图10-9）；

④QRS波群形态正常，出现室内差异性传导、原有束支阻滞或经房室旁路下传时，QRS波群增宽、形态异常。

图 10-8　心电图诊断：心房扑动伴 3:1 下传心室。红色箭头示出四个心房扑动波，可见Ⅱ导联 F 波呈相对缓慢下降支和相对快速上升支，频率 333 次/分，心室率 111 次/分，房扑呈3:1 下传心室。

■ 4. 特殊类型的心房扑动

⊙ 间隔性房扑

间隔性房扑是围绕间隔部的卵圆窝周围形成的折返环，由于心房除极方向

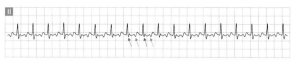

II

图 10-9　心电图诊断：心房扑动伴 2∶1 下传心室。箭头标示出 4 个心房扑动波。红色箭头房扑波重叠于 T 波上。蓝色箭头房扑波重叠于 QRS 中。房扑波频率 300 次 / 分。心室率 150 次 / 分，呈 2∶1 房室传导关系。

临床指引

心房扑动

• 临床上，心房扑动多为暂时性心律失常，可以自行终止，反复发作，亦可以蜕变为心房颤动，但也有一部分患者表现为长期心房扑动。射频消融可以根治心房扑动，药物可以控制心房扑动的心室率和转复心房扑动。同心房颤动一样，心房扑动持续性发作需要给予抗凝治疗，预防血栓栓塞。

与额面电轴垂直，体表心电图上肢体导联均没有明显的房扑波，几成等电位线，类似房颤波，而胸前 V_1 导联可见振幅较小的房扑波，存在等电位线，类似 P′ 波（图 10-10）。

⊙ 不纯性心房扑动

不纯性心房扑动其房扑波形态略有变异，频率不完全规则，心电图表现以扑动为主，部分时间表现为心房颤动。频率 >350 次 / 分。

不纯性心房扑动和心房颤动的发生机制有多种，有可能是一个心房发生心房扑动，但向另一个心房呈纤颤样传导；或是一个心房发生心房扑动，另一个心房发生心房颤动；也有可能是一个心房发生心房颤动，但是局部有大块心肌发生规整的大折返等，心内电生理标测可以揭示发生的具体机制。

⊙ 不纯性心房颤动

不纯性心房颤动与不纯性心房扑动

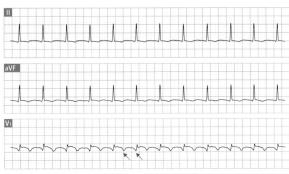

图 10-10　心电图诊断：心房扑动伴 2:1 下传心室。肢体导联未见典型锯齿样样扑波，扑动波酷似等电线或浅倒置 T 波，V₁ 导联可见逆行房扑波，房扑和心室呈 2:1 传导关系。

相似，但以房颤波为主，夹杂部分规则或不规则房扑波（图 10-11）。

　　⊙　频率较慢的心房扑动

　　频率较慢的心房扑动常见于心房扑动病人应用抗心律失常药物治疗后，可使房扑波频低于 240 次 / 分，这是房扑波折返环路缓慢除极所致。

　　⊙　尖端扭转型心房扑动

　　尖端扭转型心房扑动类似尖端扭转

图 10-11　心电图诊断：不纯性心房颤动。心电图前半部明显可见单个心房除极波，形态相近但略有差异，频率接近 375 次 / 分，后半部可见心房除极波形态多样，心室律绝对不规整，为典型的心房颤动。整条心电图以心房颤动为主。

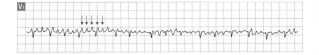

心电图诊断掌中宝

心房扑动的复杂心电图

• 心房扑动本身是一种心电图容易诊断的心律失常，但常合并其他心电图改变和心律失常，出现复杂心电图，例如合并心肌梗死、束支阻滞、室房阻滞、室性早搏、室性心动过速、心房扑动和其他房性心律失常相互转变等。

型室性心动过速，房扑波振幅和方向围绕着基线发生周期性改变。心电图表现为一段方向向上的房扑波，逐渐演变成方向向下的房扑波，如此交替。

⊙ 房速、房扑和房颤交替出现

连续长程监测心电图可发现房扑波、房颤波和 P′ 波持续交替出现，相互转化，最终以一种类型为主（图 10-12）。

⊙ 左、右心房心律分离所致同步的房扑、房颤

随着 12 导联同步心电图的应用，发现极少数心房扑动病人部分导联呈房扑波，在另一些导联呈房颤波，行心内电生理检查，发现右心房为峡部依赖性房扑，左心房为心房颤动，提示左右心房之间的心律失常心肌组织周围存在双向性阻滞。

⊙ 心房扑动伴三度房室阻滞

心房扑动常见下传心室的比例为 2 : 1、3:1、4:1 等，心室率相对较快，若下传心室率为 6:1、8:1 等或心室率低于 60 次且节律整齐，要考虑伴有三度房室阻

图 10-12　心电图诊断：阵发性心房扑动和心房颤动。心电图前半段（红色线段）所示为心房颤动，心电图基线消失，代之大小、形态、频率不等的心房颤动波，心室律绝对不齐，心电图后半段（蓝色箭头所示）是心房扑动，出现呈锯齿样扑动波；心电图中间部分（绿色线段所示）是心房颤动向房扑动的转变，心房颤动减弱开始呈现出心房扑动的雏形。

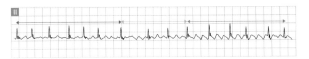

滞，此时 FR 间期不等，缓慢的心室率为交界性逸搏心律或室性逸搏心律。

第三节 心房颤动

心房颤动是一种以心房不协调活动而导致心房机械功能恶化为特征的快速性心律失常。房颤的起始、持续、终止的过程与心房肌的传导速度、不应期、波长、各相异性传导因素有关。

1. 房颤的发作机制

⊙ 自律性局灶机制

许多阵发性房颤由激动房室恒定的单个或多个房早诱发，呈局灶触发或局灶驱动两种方式，这部分房颤称为局灶性房颤，90% 以上的局灶性房颤起源于肺静脉附近及其入口内 1 ～ 4cm 的异位激动。局灶起源点也可位于上腔静脉、界嵴、左心房后游离壁、冠状静脉窦口和 Marshall 韧带等。肺静脉口环肺静脉隔离或异位起搏点消融后房颤不再发生。

⊙ 多子波假说

多子波假说是房颤的折返机制的基础，其前向波通过心房时形成自身延长的子波，房颤的维持依赖心房内一定数量至少 3 ～ 5 个的折返子波的同时存在，这些折返子波之间发生碰撞、湮灭、分

房扑和房速的鉴别

• 房速与房扑间频率有较大重叠，若仅依赖频率来诊断房速或房扑，是不恰当的。体表心电图上房速与房扑的鉴别是依靠两个心房激动之间是否存在等电位线。存在等电位线的则称为 P′ 波，多为局灶性房速；无等电位线则为 F 波，为心房内大折返性房速（房扑）。

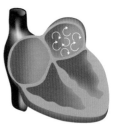

图 10-13 心房颤动的多子波学说。当一个心房内多个折返子波存在时，有利于心房颤动的发生和维持。因为快速的折返激动能改变心房内的电生理特性和解剖特性。

临床指引

自主神经介导的心房颤动

- 交感神经张力增高导致的房颤称为交感神经介导的房颤，多发生在器质性心脏病的患者，常在晨起后、应激或运动时诱发，发作前心律明显增快。
- 迷走神经张力增高导致的房颤称为迷走神经介导的房颤，多为年轻男性，无器质性心脏病，在夜间和休息时、吃冷饮、饮酒、饱餐、运动后发作，晨起或活动时终止，发作前窦性心律的频率减慢。

临床指引

观察心房颤动波

- 观察心房颤动波最好在Ⅱ导联和 V₁导联，通常这两个导联房颤波振幅最为高大，容易辨识。当然，在很多情况下，是其他导联房颤波最为容易辨析
- 有时房颤波细小，12导联都不容易辨析，只要观察到心室律绝对不规整，亦可以大胆诊断房颤。

裂、融合等多种作用，从而导致折返子波的数量、大小、速度等随时发生改变（图10-13）。房颤患者心房内传导时间延长，折返激动波长缩短，导致心房内子波数量增加，促进了房颤的发生和维持。

⊙ 心房肌电重构

房颤反复发作或连续的心房刺激，可使心房有效不应期进行性缩窄，心房不应期的生理频率适应性下降，使房颤更易于诱发和持续。

▌ 2. 房颤的临床分类

临床根据房颤发作的持续时间和转复情况，分为：

①首发房颤：患者既往没有心房颤动病史或对发作时间不清楚。

②阵发性房颤：发作 2 次以上，发作后能够自行终止，持续数秒至数天，发作时间不超过 7 天，常为 48 小时内。

③持续性房颤：发作后不能自行终止，持续时间超过 7 天，需药物或电转复治疗恢复窦性心律的房颤。

④永久性房颤：药物和 / 或电转复均不能终止的房颤，或复律后 24 小时内复发，或未曾复律治疗的。

▌ 3. 房颤的心电图特点

心房颤动的心电图特征有：

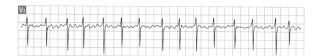

①P波消失，代以间隔、大小、形状不同的房颤波（图10-14）；

②房颤波频率为350～600次/分；

③心室律极不规则；若有完全性房室阻滞，心室律可完全匀齐；

④QRS波群形态正常，心室率过快时易发生室内差异性传导（图10-15）；

⑤心室率<40次/分，称为极缓慢心室率心房颤动；心室率40～60次/分时，称为慢心室率心房颤动；心室率60～100次/分，为普通心室率心房颤动；心室率100～180次/分时，称为快心室率心房颤动；心室率>180次/分，称为极快心室率心房颤动（图10-16）。（因为快速、慢速代表的是心室率的大小，而不是指房颤波的频率，所以不能简写为慢速房颤或快速房颤。房颤发生在心房，本身是一种快速的房性

图10-14　心电图诊断：心房颤动。P波消失，心电图等电线消失，代之形态、振幅、频率不等的房颤波，心室率绝对不齐。

图10-15　心电图诊断：心房颤动伴差异性传导。P波消失，心电图等电线消失，代之形态、振幅、频率不等的房颤波，大部分心室搏动呈窄QRS波，形态为rS型，圆圈标注的心搏呈rSR′型，T波倒置，为完全性右束支阻滞，这两个心室搏动与之前一个心搏的R-R间期较短，下传途中右束支尚未度过不应期，故出现右束支阻滞型图形。这是一种功能性阻滞，并非代表右束支病变，多见于心房颤动心室率较快时（即短RR间期）。

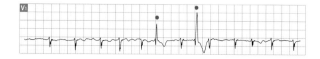

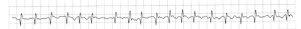

V_1

图 10-16　心电图诊断：心房颤动伴快速心室率反应。P 波消失，心电图等电线消失，代之形态、振幅、频率不等的房颤波。心室律绝对不规整。频率波动于 100～188 次/分之间。

图 10-17　心房颤动。A：粗大型房颤波，可见房颤波形态多样，大多振幅＞1mm，心电图基线消失，甚至可见房颤波呈尖端扭转现象，心室律绝对不齐。B：纤细型房颤波，房颤波几乎不能辨析，心室律绝对不齐。

心律失常，并不存在快慢之分）。对于极快速心室率心房颤动和极缓慢心室率心房颤动，一旦发现，需要严密监测患者心律，联系临床进行干预，以防意外；

⑥当房颤波振幅 >1mm 时，称为粗大型心房颤动；房颤波振幅 <1mm 时，称为纤细型心房颤动（图 10-17）。

纤细型心房颤动的房颤波有时不能辨认，仅靠 RR 节律绝对不齐诊断心房颤动，多见于病程较长的心房颤动患者。此时，如果不能明确辨析房颤波，根据绝对不规则的心室率亦可诊断心房颤动。

4. 房颤伴特殊心电现象

未经治疗的心房颤动，生理条件下心室率为 80～150 次/分，但在房室阻滞、

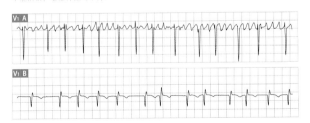

V_1 A

V_1 B

心室预激及某些病理条件下，可使心室率发生改变。

⊙ 心房颤动伴一度房室阻滞

心房颤动时，在体表心电图上不能鉴别一度房室阻滞（因为房颤时 P 波消失，房颤本身是一种节律紊乱的快速性房性心律失常，无法测量固定 PR 间期），除非转位窦性心律后，见到 PR 间期 >200ms。

⊙ 心房颤动伴长 RR 间期

心房颤动伴长 RR 间期：房颤波连续不断地隐匿性激动交界区，而未下传心室，并非房室阻滞所致。房颤期间出现多次 >1500ms（折合心室率 <40 次 / 分）的长 RR 间期，各长 RR 间期的周期不等，之间无倍数关系（图 10-18）。转复为窦性心律后，绝大多数未见有房室阻滞，提示长 RR 间期为隐匿性激动交界区所致。除非转复为窦性心律后，明确有二度房室阻滞，才能考虑心房颤动伴二度房室阻滞诊断。

图 10-18 心电图诊断：心房颤动伴长 RR 间期。P 波消失，心电图等电线消失，代之形态、振幅、频率不等的房颤波，心室律绝对不规整。红色圆圈标注的 RR 间期长达 2210ms

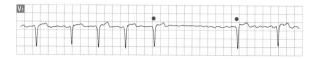

心房颤动伴心室率规整

通常，心房颤动的心室律是绝对不齐的，若发现房颤时出现规整的心室律要考虑以下一些情况：

- 转复为窦性心律
- 转归为心房扑动
- 转归为房性心动过速
- 合并三度房室阻滞：伴交界性逸搏心律或室性逸搏心律
- 合并交界性心动过速
- 合并室性心动过速
- 合并加速性室性自主心律
- 心室起搏节律

图 10-19 心电图诊断：心房颤动合并三度房室阻滞，交界性逸搏心律。P 波消失，代之形态、振幅、频率不等的房颤波，心室率规整，频率 43 次 / 分，考虑三度房室阻滞，QRS 波呈室上性，由交界性逸搏控制

⊙ 心房颤动伴高度房室阻滞

心房颤动伴高度房室阻滞绝大多数房颤波不能下传心室，心室率缓慢，常伴有间期相等的多次交界性、室性逸搏或交界性、室性逸搏心律。

⊙ 心房颤动伴完全性房室阻滞

心房颤动伴完全性房室阻滞时，所有房颤波均不能下传激动心室，心室律为缓慢而整齐的频率在 40 ~ 60 次 / 分的交界性逸搏心律或频率在 30 ~ 40 次 / 分的宽大畸形的室性逸搏心律（图 10-19）。

⊙ 心房颤动伴心室预激

Kent 束介导的典型预激伴发房颤的发生率相当高，确切机制尚不清楚，可能与快速激动从旁路逆传心房时，易落在心房的易损期诱发心房颤动发生有关。若旁路的不应期 <270ms，激动下传时心室率极为快速，可导致血流动力学紊乱，而恶化为心室颤动。心电图表现为：P 波消失，代之以房颤波，RR 间期绝对不齐，心室率快；部分导联 QRS 波前可见 Δ 波；当心室率极快时也可表现为 RR

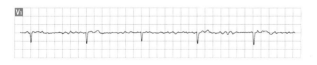

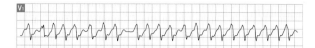

V1

间期近乎匀齐（仔细测量，仍是不齐）；QRS 波群时限与形态具有多样性（图10-20）。

⊙ 心房颤动伴心室内差异性传导和束支阻滞

若房颤发生前没有室内束支阻滞，QRS 波一般形态正常。房颤时心率增快常伴心室内差异性传导，称为快频率依赖性室内差异性传导。若发作前存在束支阻滞，房颤时表现为相应的束支阻滞（图10-15）。

⊙ 心房颤动伴交界性心动过速

心房为心房颤动节律，心室为交界区节律，二者在房室交界区发生干扰脱节，此时心室律规整，常提示洋地黄过量。

⊙ 心房颤动伴室性自主心律

心房为心房颤动节律，心室为室性自主心律，逆传激动在房室交界区发生干扰脱节，此时心室律规整，常提示洋地黄过量。

图 10-20　心电图诊断：心房颤动合并预激。心室律绝对不规整，波动于 115～250 次／分，QRS 波宽大畸形，形态多变，起始部缓慢，考虑心房颤动合并预激。此类心电容易误诊为室性心动过速，如果能有患者转复后的心电图提示窦性心律时的预激，诊断即可明确。临床上，凡室律绝对不齐的宽QRS 波心动过速，第一诊断要考虑心房颤动合并预激的可能。

临床指引

肌袖性心律失常发生机制

• 肌袖性心律失常的发生机制主要有：①缠绕于肺静脉和腔静脉壁上的肌袖组织可产生自发、快速、有序或无序的电活动；②肌袖与心房之间有解剖的连续和生物电的相互传导特性；③肌袖的电活动传导至心房可引起各种房性心律失常。

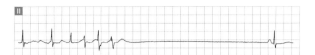

図 10-21　心电图诊断：病态窦房结综合征，窦性心动过缓，阵发性心房颤动。心电图前半段呈阵发性心房颤动，心电图等电位消失。代之形态、振幅、频率不等的房颤波，最后1个心搏前可见明显的P波，PR间期120ms，为窦性心律。心房颤动终止至P波出现间期长达3920ms，提示窦房结深受房颤抑制。

図 10-22　心电图诊断：心房颤动合并室性早搏二联律。P波消失，可见纤细的房颤波，房颤下传的QRS波呈rS型，室性早搏QRS波呈rS型，联律间期固定。

⊙ 心房颤动伴病态窦房结综合征

快速的房颤波，连续不断的逆传激动窦房结，产生超速抑制，当房颤终止时，窦房结恢复时间明显延迟，导致在恢复窦性心律时，出现超长的RP间期，可达4000ms以上（图10-21）。

⊙ 洋地黄对房颤的影响

应用洋地黄治疗房颤后，其房颤波变细，心室律减慢；洋地黄化后，ST段可呈鱼钩样改变；洋地黄过量时常出现室早二联律、多源性室早、加速性交界性自主心律，以及高度或完全型房室阻滞（图10-22）。

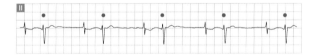

第四节　肌袖性房性心律失常

随着对房性心律失常解剖与电生理机制研究的进展，发现缠绕于肺静脉或腔静脉壁上的肌袖发放单个或连续、有序或无序的快速或缓慢的电激动，触发或驱动心房肌所导致的房性心律失常，称为肌袖性房性心律失常。

1. 肌袖性心律失常的分类

肌袖性心律失常可分为：
①肌袖性房性早搏；
②肌袖性房性心动过速；
③肌袖性心房扑动；
④肌袖性心房颤动；
⑤肌袖性紊乱心房律。

2. 肌袖性心律失常的心电图特点

肌袖性心律失常的心电图特征：
①P'波联律间期在200～400ms之间，形成P'-on-T型房早，伴P'R延长、P'波未下传和室内差异传导（图10-23）；
②房早发作频繁，数量多；
③动态心电图有房早、房速、房扑、房颤等3种以上的房性心律失常并存；
④房速发作时心房频率150～300次/分。
（5）P'P'之间有等电位线。

图10-23 心电图诊断：窦性心律，房性心动过速；前2个QRS波是上一阵发性房性心动过速终止时止。红色圆圈标注的是基础窦性心律，P波形态略有差异，红色箭头标注的是房性早搏，P'波提前出现，配对间期400ms，其后三个房性P'波依次发生，P'P'间期440ms，频率136次/分。第1个绿色箭头示一个更提前的P'波，P'P'间期短至240ms，P'波频率增至215次/分，随后三个连续绿色箭头所示为更为快速的三个P'波连续出现，频率接近300次/分，期间2个未能下传心室。这种未能下传心室的短P'P'间期连续出现，多提示肌袖型房性心律失常。

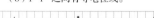

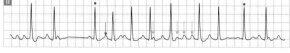

苏立

重庆医科大学附属第二医院

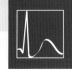

第11章
室性快速性心律失常

临床指引

室性心动过速的分类

- 根据室速发作持续时间分为：持续时间 <30 秒，为非持续性室速；持续时间 >30 秒，为持续性室速。持续时间 <30 秒但伴临床血流动力学紊乱者，亦属于持续性室速。

- 根据室速起源部位分：肌性室性心动过速，QRS 时限 >120ms，起源于希氏束旁、游离壁、心尖部、流入道、流出道等；分支性室速，QRS 时限 <120ms，起源于右束支、左束支主干、左前分支、左后分支。

- 根据 QRS-T 形态分：单形性室速、多形性室速、多源性室速、双向性室速。

- 根据室速发生机制分：自律性室速、触发活动性室速、折返性室速、并行心律性室速。

- 根据心脏基础情况分：器质性室速、特发性室速、儿茶酚胺敏感性室速。

第一节 室性心动过速

1. 室性心律失常的一些概念

起源于希氏束分叉处以下，连续 3 个和 3 个以上且频率 >100 次 / 分的心动过速，称为室性心动过速。

希氏束、左右束支具有自律性、兴奋性和传导性，走行于心室肌当中，其外有包膜包绕，电激动与心室肌完全隔离，其电激动的传导依靠其后的浦肯野纤维与心室肌细胞相连（图 6-1）。

所谓高位室早其本质是分支性室早，并非指起源于心室解剖位置的高低。

起源于束支的室性激动如果距离希氏束分叉越近，位置越高，QRS 形态越接近正常 QRS 波群；起源于束支的室性激动距离希氏束分叉越远，位置越低，QRS 时限越宽（图 11-1）。

肌性的希氏束旁室早，从解剖位置讲，最接近希氏束及其分叉，但从电激动顺序来讲，距离较远，表现为宽大畸形的 QRS 波群，所以肌性室性激动均为宽 QRS 波群。心电图常见的缓慢的略有轻度变异的 QRS 波常被诊断为交界性逸搏伴 4 相阻滞，实际应为高位室性逸搏或分支性室性逸搏。

■ 2. 室性心律失常心电图诊断要点

室性心动过速的心电图诊断要点：

①连续 3 个或 3 个以上的室性期前收缩（图 11-2）；

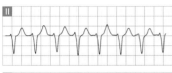

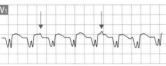

图 11-2　心电图诊断：室性心动过速。QRS 波波宽大畸形，T 波与 QRS 主波方向相反，频率 136 次 / 分。V₁ 导联红色箭头所示 2 个 P 波，但 PR 间期不固定，提示 P 波与 QRS 波无关，符合房室分离的诊断。

②心室率通常为 100～250 次 / 分，心律规律，但亦可不规律；

③ QRS 波群通常宽大畸形，时限 >120ms；起源于希氏束分叉部位的室速，QRS 较窄；

④ P 波与 QRS 波之间无固定关系，

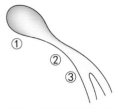

图 11-1　希氏束解剖结构。①房室结，②希氏束，③希氏束分叉部。希氏束分叉部以下分为左束支和右束支。对于起源于心室的搏动而言，希氏束分叉部是重要的解剖标志，可以大致分类异位心搏的起源部分，包括早搏、逸搏、室速等。起源于希氏束分叉部以上的激动同时经过左右束支激动心室，QRS 波窄，为室上性 QRS 波；而起源于希氏束分叉部以下的激动，为畸形的室性 QRS 波。来源于左或右束支的激动，在向下激动同侧心室时，也经束支逆传激动对侧束支，并激动对侧心室，由于左右室之间除极相差较小，QRS 相对较窄，表现为不完全性左或右束支阻滞图形。起源于心室肌的室性激动，需逆传经浦肯野 - 希氏束系统、束支到对侧束支激动心室或穿间隔激动对侧心室，由于左、右心室激动的时间差值较大，QRS 相对较宽，畸形明显。

形成房室分离（图11-3）；

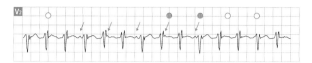

图11-3　心电图为室性心动过速示图，心室率186次／分，可见窦性P波散落其中，PR 间期无固定关系（橙色箭头所示），有些窦性P波落在QRS波之前，有些落在QRS波之后，测量橙色圆圈PP周期700ms，窦性频率86次／分，黄色圆圈所示为按照PP周期推导出的窦性P波出现位置，可见有些窦性P波和QRS波重叠不显。宽QRS波心动过速时，房室分离的出现，高度提示室性心动过速。

⑤ST-T波方向与QRS波群主方向相反；

⑥心率较慢时，可见心室夺获与室性融合波。

第二节　特发性室速

特发性室性心动过速临床多发生于无器质性心脏病变的中青年。所谓正常心脏指经过临床查体、心电图、运动心电图、动态心电图、X线、超声、核医学等检查手段均未发现结构异常的证据，临床仅表现有室速者，称为特发性室速。

1. 右室流出道室速、室早

右室流出道室速、室早为单形性室速，频率快时常伴有室内传导异常，出现不同形态的QRS波群，发生机制与触发活动有关。

心电图特点是：

①胸前导联 V_1 呈类左束支阻滞图形；

② $V_1 \sim V_3$ 导联r波逐渐升高；

③在aVL导联总是呈QS型；

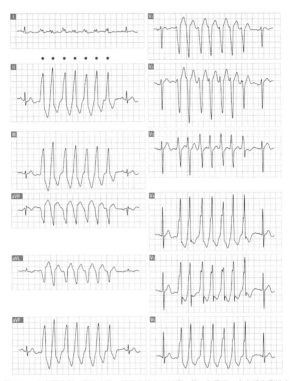

图 11-4 心电图诊断：窦性心律，短阵室性心动过速。第 1 和最后一个心搏为窦性心搏，红色圆圈标注的是室性心动过速，QRS 波宽大畸形，T 波与 QRS 主波方向相反，频率 176 次 / 分。分析室速 QRS 形态，V_1 导联呈 rS 型，类左束支阻滞图形，提示室速来自右心室；II、III、aVF 导联 QRS 波群呈高大 R 波，进一步提示室速起源于右心室流出道。

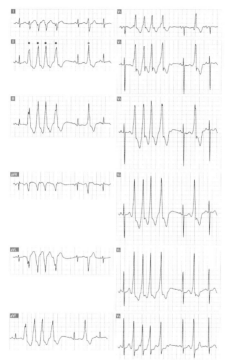

图 11-5 心电图诊断：窦性心律、室性早搏、短阵室性心动过速。第 1 个、第 6 个和第 7 个 QRS 波群为窦性心律，室率 QRS 波，II 前有 P 波，PR 间期 120ms。红色箭头标注的是短阵室性心动过速，QRS 波宽大畸形，T 波与 QRS 主波方向相反，约 150 次 / 分，V₁ 导联呈 R 型，其右束支阻滞图形，提示室速来自于左心室，继续分析 II、III、aVI 导联室速 QRS 波群高大直立，T 波与主波方向相反，形态稍有不同，提示室速来自左心室流出道。蓝色圆圈标注的是来自同一起源部位的单个室性早搏，特发性室性心动过速常伴有频发室性早搏。

④Ⅰ导联因所在位置偏间隔部或游离壁，其形态呈 qs 型、m 型或 r 型；

⑤在Ⅱ、Ⅲ、aVF 呈单向高大光滑的 R 波（图 11-4）。

2. 左室流出道室速、室早

左室流出道室速、室早：为单形性室速，频率快时常伴有室内传导异常，与触发活动有关。

左室流出道室速和室早的心电图特点是：

①胸前 V_1 导联呈类右束支阻滞图形；

②若呈类左束支阻滞图形，其 $V_1 \sim V_3$ 导联 r 波高低变化不像右室流出道那样有规律可循或胸前导联移行过早，在 V_2 导联呈 Rs 型；

③Ⅱ、Ⅲ、aVF 呈单向高大光滑的 R 波（图 11-5）。

3. 二尖瓣环室速、室早

二尖瓣环室性异位搏动可来自二尖瓣环的心室后侧壁、侧壁和前侧壁，可以根据 A 型预激体表定位法判断左侧旁路的位置的方法来判断起源于二尖瓣环的室速、室早。心电图特点是：

①V_1 导联 QRS 波群呈类右束支阻滞图形，移行区位于 V_1 导联；

②下壁导联 QRS 波群的 QRS 终末部

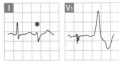
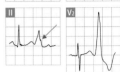
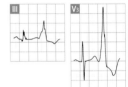
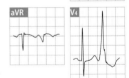
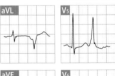
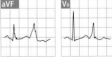

图 11-6 心电图诊断：窦性心律，室性早搏，第一个心搏为窦性心律，红色圆圈标注的第 2 个心搏为室性早搏，QRS 波宽大畸形，T 波与 QRS 主波方向相反，V_1 导联 QRS 波群呈 R 型，类右束支阻滞图形，V_6 导联亦呈 R 波；Ⅱ、aVL、Ⅲ 导联 QRS 波终末部可见切迹（红色箭头所示），切迹代表了右室游离壁的除极，判断为二尖瓣环室早，起源于二尖瓣环前侧壁。

出现晚期切迹（图 11-6）；

③起源于二尖瓣环后壁和后间隔的室早，V_6 导联呈现深 S 波，QRS 波群呈 RS 型。

4. 三尖瓣环室速、室早

三尖瓣环室性异位搏动可来自三尖瓣环的心室游离壁部分和室间隔部分，可以根据 B 型预激体表定位法判断右侧旁路的位置的方法来判断起源于三尖瓣环的室速、室早。心电图特点是：

① V_1 导联 QRS 波群呈类左束支阻滞图形，起源于游离壁的呈 rS 型，起源于间隔部的呈 QS 型；

②起源于游离壁的移行区位于 V_3 导联后，起源于间隔的移行区一般位于 V_3 导联前；

③Ⅰ、aVL 导联都有 R 波或 r 波，主波向上；

④肢体导联 QRS 波群的 QRS 终末部出现晚期切迹（图 11-7）。

5. 左心室间隔部特发性室速

左心室间隔部特发性室速：以前称分支性室速，目前已不用此名。该心动过速为折返机制，涉及慢通道组织的折返即左后分支浦肯野纤维网与局部心肌微折返，常被快速刺激终止和诱发，维

临床指引

左冠状动脉窦室速、室早

- 左冠状动脉窦室速、室早为单形性室速，频率快时常伴有心室内传导差异，与触发活动有关。心电图特点是：
- 胸前 V_1 导联呈类右束支阻滞样图形改变，且 R 波时限 ≥ 50%QRS 波宽度，R/S ≥ 30%；
- Ⅰ导联以 S 波为主；
- Ⅱ、Ⅲ、aVF 为高振幅单向光滑的 R 波。

图 11-7 心电图诊断：窦性心律，室性早搏。第一个心搏为窦性心律，红色圆圈标注的第 2 个心搏为室性早搏，QRS 波宽大畸形，T 波与 QRS 主波方向相反。V_1 导联 QRS 波群呈 rS 型，类左束支阻滞图形，提示室早起源于右心室游离壁；移行区位于 V_5 导联，Ⅰ 导联呈 R 波，aVL 导联呈 rS 波（注意，起源于右心室流出道的室早 速走，aVL 导联 QRS 波群肯定呈 QS 波，因此排除之），进一步证实起源于右心室游离壁；下壁导联 Ⅱ、Ⅲ、aVF 导联 QRS 呈单向高大的 R 波，提示起源于前壁，综合判断，室早来源于右心室三尖瓣环前侧壁。

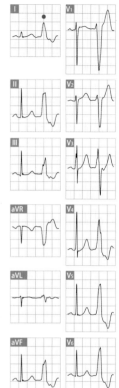

拉帕米可终止发作，又称维拉帕米敏感性室速。多起源于左心室中后间隔处，少部分起源于左室前壁或左室流出道。心电图特征为：

① V_1 呈类右束支阻滞图形；

② QRS 时限常 <120ms，一般不会 >140ms；

③多伴有电轴左偏，少部分右偏或极度右偏；

④移行在 V_2 ～ V_3 导联之间；

⑤ V_3 ～ V_6 导联呈 rS 型。在宽 QRS 鉴别诊断中，凡涉及用 QRS 波起始快慢对比的所有鉴别诊断，对此种室速无效（图 11-8）。

第三节 疾病相关的室速

1. 束支折返性室速

束支折返性室速是单形性室速的一

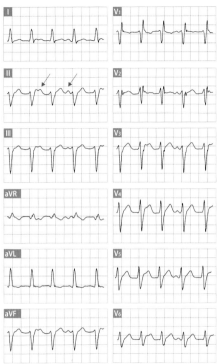

图 11-8 心电图诊断：左心室间隔部特发性室速。V 导联 QRS 波呈 rSr′型，酷似完全性右束支阻滞图形，QRS 间期 120ms，频率 156 次 / 分，酷似阵发性室上性心动过速。仔细分析，II 导联可见 P 波（红色箭头所示），P 波与 QRS 波无关（即 PR 间期不固定），心室率快于心房率，提示房室分离，诊断室性心动过速。QRS 波群电轴左偏，II、III、aVF 导联 QRS 波群呈 rS 型，结合 V 导联 QRS 波形态，进一步诊断即为左心室间隔部特发性室速。

种类型，其机制涉及希氏束、左右束支、浦肯野纤维和心肌的大折返。心电图特点有：①若激动经右束支前传，左束支逆传折返，表现为类左束支阻滞型室速；②若激动经左束支前传，右束支逆传折返，表现为类右束支阻滞型室速（图11-9）。

临床上以类左束支阻滞型多见，通常见于器质性心脏病和传导系统显著受损的患者，尤以扩张性心肌病多见。

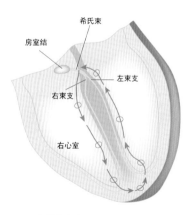

图11-9 束支折返性室速的发生机制。本图主要显示室速围绕束支折返，经右束支前传激动右心室，跨越间隔心肌后，逆行激动左束支和左心室。

临床指引

恶性室性心动过速

• 临床上一部分室速预后良好，例如特发性室速，但另一部分室速预后不佳，原因是患者合并器质性心脏病，室速发作时导致循环不稳，例如急性心肌梗死合并室性心动过速；或是室速本身亦可引起血流动力学紊乱，例如多形性室速；另一类恶性室速属于离子通道病。

2. 多形性室速

多形性室速为一种凶险的恶性室性心律失常，发作时，血流动力学不稳定，常蜕变为心室颤动。

多形性室速心电图特征有：

①室速伴有连续变化的 QRS 波群形态、节律不规则（图11-10）；

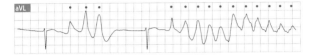

aVL

图11-10 心电图诊断：三度房室阻滞，交界性逸搏，多形性室速。该例心电图是一位三度房室阻滞患者心电图，基础心室搏动为交界性逸搏（第1和第5个心搏），其余心搏为多形性室速（红色圆点标注）。室速 QRS 波形态多样。多形性室速是需要紧急临床干预的室速。

临床指引

极短联律间期多形性室速

• 极短联律间期多形性室速时，不伴有 QT 间期延长，出现联律间期 <300ms 的室性早搏并诱发多形性室速，室早的联律间期为 220～280ms。通常不伴有器质性心脏病的中青年多见，没有原发或继发 QT 间期延长，常反复发作，频率常 >200 次／分，伴有眩晕、晕厥，甚至猝死。

②心动过速通常由 500～700ms 联律间期的室性早搏诱发；

③频率 200～290 次／分；

④连续 5 个以上的 QRS 波群形态不恒定，无明确的等电位线，心动过速的 QRS-T 波形逐渐发生改变，如有极性扭转者可列为 TdP；

⑤可自行发作和终止或转化为室颤；

⑥基本心律的 QT 间期可正常、缩短或延长。

3. 双向型室速

双向型室速时 QRS 波群形态和方向至少要在一条心电图上以两种形态交替出现（图11-11）。强调的是，12 导联心电图中，双向型室速在某些导联可呈一种形态，但只要其他导联记录到两种形态交替的 QRS 波群，即可诊断。大多数为洋地黄中毒和乌头碱中毒患者，也有儿茶酚胺敏感性室速患者等。

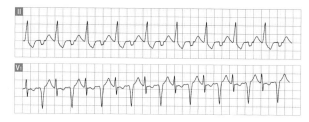

4. 尖端扭转型室速

尖端扭转型室速（TdP）是介于室速与心室颤动之间的恶性室性心律失常，系根据心电图特征命名的，即心动过速发作时，室性 QRS 波群方向围绕基线进行扭转，同时伴有 QRS 波频率和振幅的变化（图 11-12）。持续时间长者可导致阿斯综合征，甚至导致猝死。

近年来，部分国内学者主张将 TdP 归类到多形性室速，实际上它是多形性室速中的一种特殊类型，专指发生于长 QT 间期中的多形性室速，QT 间期缩短和正常情况下则称多形性室速。发生机制与心室肌传导缓慢、复极不均匀、激动折返和早期后除极有关。

图 11-11　心电图诊断：双向室速。QRS 波群交替出现，心室率 166 次/分，双向型室速亦是需要紧急临床干预的室速，处理原则同多形性室速。

图 11-12　心电图诊断：窦性心律，长 QT 间期，尖端扭转型室速。红色圆圈标注的基础窦性心搏，QT 间期显著延长，第 2 个窦性心搏后发生一个 R-on-T 型室早，诱发随后的尖端扭转型室速，可见 QRS 波围绕基线旋转

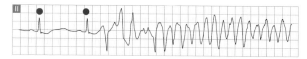

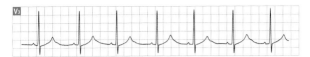

図 11-13 心电图诊断：窦性心律，长 QT 间期，T 波终末部较规则，难以辨析 T 波终末，但根测至少 QT 间期大于 600ms，且 T 波由此显得宽大。先天性长 QT 间期的 T 波形态常有异常，结合其他心电图表现，可以进一步分型

短 QT 综合征

• 短 QT 综合征与多形性室速：体表心电图 QT 间期明显缩短，QTc 间期常常 <300ms；伴有各种房性、室性心律失常，有高猝死风险的心脏离子通道疾病（图 11-14）。QT 间期缩短时，心肌复极跨壁离散度增加是短 QT 综合征患者发生室速、室颤的基础。

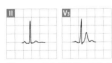

图 11-14 心电图诊断：窦性心律，短 QT 间期，QT 间期接近 280ms

5. 长 QT 综合征与恶性心律失常

长 QT 综合征是指以 QT 间期延长为特征、发作性尖端扭转型室速、心室颤动等恶性室性心律失常，临床伴有晕厥、猝死的综合征，可分为先天性和继发性两类。

先天性长 QT 综合征为离子通道基因突变所致，常伴先天性耳聋或听力异常；多因劳累、惊吓等情绪激动使交感神经兴奋而诱发 TdP，临床反复发生晕厥或抽搐，多见于儿童或青少年，用 β 肾上腺素受体阻滞剂有效（图 11-13）。

继发性长 QT 综合征由后天性病因导致，如影响复极的药物、电解质紊乱、严重心动过缓、心肌炎等甲状腺功能亢进等，通过对细胞膜离子通道的影响而促进早期后除极产生，引起触发或折返。QT 间期延长不一定都发生 TdP，只有伴发心肌广泛受损、代谢紊乱、低血钾等条件时才可能发生。

第四节 心室扑动和心室颤动

心室扑动和心室颤动是最严重的心律失常，室扑发生后往往蜕变为室颤，室颤是心脏猝死的主要原因。心室扑动是介于室性心动过速和心室颤动之间的紊乱心律。心室颤动为连续、不规整但振幅较小的波。

临床指引

容易触发室颤的心电事件

以下心电现象容易触发心室颤动：

- 复杂性室性早搏；
- 多形性室速；
- ST 段抬高；
- QT 间期延长；
- 短 QT；
- T 波电交替；
- QT 离散度增加。

1. 心室扑动

心室扑动的心电图特点是：

①心室扑动时，QRS-T 波群的基本形态消失，QRS 波与 T 波相连，两者无法分辨（图 11-15）；

②心室波为连续、匀齐、振幅高大的"正弦曲线样"的大扑动波形；

③心室率 180 ～ 250 次 / 分，也可较慢或更快；

④窦性 P 波常被宽大的心室扑动波掩盖。

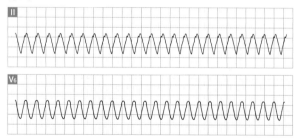

2. 心室颤动

心室颤动心电图特征是：

图 11-15　心电图诊断：心室扑动。QRS 波不能区分 QRS-T 波形态，Ⅱ导联呈显著的正弦曲线图形，心室率 250 次 / 分。

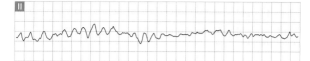

II

图11-16 心电图诊断：心室颤动，QRS-T波形态消失，而代之一系列快速、不均匀、振幅大小不一的颤动波

临床指引

心室颤动的分类

临床上根据心室颤动的病因不同分为：

• 原发性室颤：心室内存在电生理异常，发作前不伴有严重的血流动力学紊乱，冠状动脉粥样硬化性心脏病是最常见的病因。

• 继发性室颤：心肌的严重损害导致充血性心力衰竭引发的室颤。

• 特发性室颤：经过临床详尽检查未发现心脏有结构异常的自发性心室颤动。

①正常 QRS-T 波群基本形态消失，而代之一系列快速、不均匀、振幅大小不一的颤动波，频率250～500次/分（图11-16）；心室纤颤波幅 ≥ 0.5mm 为粗波型心室颤动，心室纤颤波幅 <0.5mm 为细波型心室颤动；

②心室颤动常因 R-on-T 室性早搏诱发，多形性室性心动过速并蜕变为心室扑动、心室颤动。

▓ **储慧明**

宁波市第一医院

第 12 章

预激综合征

在胚胎早期，人类心脏发育自一个管状结构：心管，此时心房和心室是一个连续的整体。随着发育，心内膜垫和房室沟组织形成中央纤维体和房室环，房室环是个电学绝缘体，逐渐把心房和心室之间的电活动隔离开，只能通过房室结 - 希浦系统来连接心房和心室间的电活动，这就是心脏电生理学上所谓的"正道"（图 12-1）。但部分个体在发育过程中，心房和心室联系的肌束未能完全吸收，使心房和心室间仍存在电活动，形成了除正道以外的传导通路既所谓的"旁道"，旁路有三类：Kent 束、James 束、Mahaim 束。

预激综合征是指起源于室上性的激动除沿着正常的房室系统下传心室外，同时快速通过异常的旁路提前激动部分或全部心室肌，并且极易伴发快速心律失常的一种临床综合征。

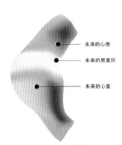

未来的心房

未来的房室环

未来的心室

图 12-1 心管。房室环分割心房和心室，心房的电活动只能通过希氏束 - 浦肯野系统下传心室。

第一节 Kent 束介导的典型预激综合征（WPW 综合征）

Kent 束旁路由普通的心肌细胞构成，

临床指引

Kent 束预激波的形成

• 预激波的形成：心房的激动经"旁路"早于"正道"激动心室，旁路首先除极心室，产生 Δ 波或 δ 波；

• 心室融合波的形成：Δ波结束代表正路传入心室的开始，此时旁路仍然在继续除极心室，与希浦系统除极的心室产生心室融合波（图 12-2）。

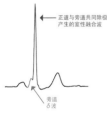

← 正路与旁道共同除极产生的室性融合波

↙ 旁道 δ 波

图 12-2 心室融合波

电生理特点是传导速度快、无递减传导、不应期短、呈"全"或"无"的传导方式，所以心房的激动先于房室结－希浦系统激动心室。

1. 典型预激综合征心电图表现

① PR 间期 <120ms；

② QRS 波的起始部粗钝有 Δ 波（或 δ 波，图 12-3）；

③ QRS 间期 >100ms；

④ PJ 间期正常 ≤ 270ms；

⑤常伴有继发性 ST-T 改变。

2. 房室旁道的分类

根据房室旁路的前向和逆向分为：

（1）显性旁路：Kent 束下传心室快于房室结，PR 间期缩短，有 Δ 波。有时 Kent 束出现间歇性阻滞，表现为间歇

图 12-3 心电图诊断：窦性心律，心室预激。注意：心电图 PR 间期仅 80ms，QRS 波起始部模糊，粗钝，为预激波。

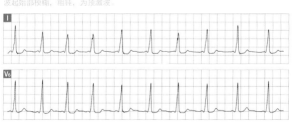

I

V6

性预激（图12-4）。

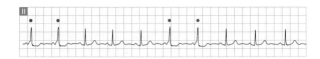

（2）隐性旁路也称潜在性旁路：Kent 束下传心室的时间等于或慢于经房室结下传的时间，各自控制一部分心室肌，形成单源性心室融合波，从而影响了整个 QRS 波或仅影响 QRS 波的终末向量。此时 PR 间期正常、无 Δ 波。

（3）隐匿性旁路：Kent 束无前传功能，常规心电图无预激表现，体表心电图可借助形成顺向性房室折返性心动过速推测存在逆传功能的 Kent 束。

（4）慢旁路：实际上是具有递减传导功能的隐匿性房室慢旁路。

3. 预激的程度

Δ 波的大小取决于激动从窦房结经旁路传导和经希浦系统传导到达心室的时间和距离之比（图12-5）。

（1）旁路位置影响：Kent 束心房端离窦房结越近，Δ 波就越明显；

（2）房内的传导时间：激动抵达 Kent 束比房室结越早，其预激波就越明显；

图 12-4　心电图诊断：窦性心律，间歇性心室预激。第1、第2、第6和第7个心搏 PR 间期缩短80ms，QSR 波起始部粗钝，为心室预激，其余心搏为正常窦性心搏，PR 间期 140ms，QRS 波呈 qR 型窄波。间歇性预激容易误诊为室性早搏，但观察到每个 QRS 波前有固定缩短的 PR 间期可明确诊断。

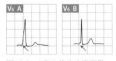

图 12-5　A 和 B 均为心室预激，PR 间期 120ms，QRS 波起始部模糊粗钝。A 的预激程度显著大于 B（红色箭头所示）。

（3）旁路的传导时间：Kent 束越短或传导速度越快时，预激的程度就越大；

（4）希浦系统传导时间：希浦系统的传导时间越快，预激程度就越小。

4. 预激伴发的快速型心律失常

预激常伴发各种快速型心律失常，形成临床上的预激综合征。

（1）顺向型房室折返性心动过速：窄 QRS 心动过速，频率 120～250 次／分，节律整齐，伴有束支阻滞或心室内差异性传导时，呈宽 QRS 心动过速。折返环路径：心房－房室结－希氏束－束支—浦肯野纤维网－心室－Kent 束－心房（图 12-6 和图 12-7）。此型心动过速容易与房室结折返性心动过速、房性心动过速混淆。

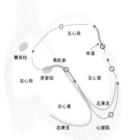

图 12-6　左侧旁道参与的顺向型房室折返性心动过速折返环，激动经过希氏束 - 束支－浦肯野纤维网激动心室，然后通过旁道逆传激动心房，心房激动后，再次经过房室结 - 希氏束 - 束支－浦肯野纤维网下传激动心室，再次经旁道逆行激动心房，继续下传，如此反复，形成一个包含心房肌和心室肌在内的折返环（Kent 束连接的是心房肌和心室肌）。所谓顺向，即顺向传导通过房室结－希浦系统下传激动心室

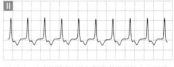

图 12-7　心电图诊断：顺向型房室折返性心动过速表现为窄 QRS 波心动过速

（2）逆向型房室折返型心动过速：宽 QRS 心动过速，频率 120～250 次／分，节律整齐，激动全部为 Kent 束下传除极

心室，QRS 波表现为完全预激。折返环路径：心房 – Kent 束 – 心室 – 浦肯野纤维网 – 束支 – 希氏束 – 房室结 – 心房（图 12-8 和图 12-9）。此型心动过速容易与室性心动过速混淆。

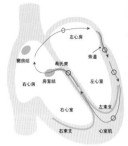

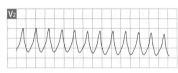

图 12-9　心电图诊断：逆向型房室折返性心动过速。表现为宽 QRS 波心动过速，酷似室性心动过速或心室扑动。

图 12-8　左侧旁道参与的逆向型房室折返性心动过速折返环。激动经过旁道下传心室，心室激动后，继续经过浦肯野纤维网 – 束支 – 希氏束逆行激动心房，心房激动后，再次旁道下传，再次经浦肯野纤维网 – 束支 – 希氏束激动心房，如此反复，形成一个包含心室肌和心室肌在内的折返环（Kent 束链接的是心房肌和心室肌）。顺饰逆向，即逆向传导通过房室结 – 希浦系统。

（3）无休止房室折返性心动过速（PJRT）：这是一种特殊类型的室上性心动过速。PJRT 旁路是 Kent 束的特殊形式，仅有逆传功能，且具有递减传导性，表现为无休止心动过速，可短暂恢复窦性心律，维持数跳后，PJRT 再次发作，心电图表现为心动过速难以终止。

（4）预激综合征伴发心房颤动：P 波消失，代之以房颤波；心室率快速；RR 间期绝对不齐；部分导联可见 Δ 波；QRS 波群形态多样。

（5）预激综合征伴发心房扑动：较少见，一旦发生可呈 1:1 或 2:1 下传，导致极快速心室率。此型心动过速容易误

预激合并心肌梗死

• 预激综合征易掩盖和酷似心肌梗死心电图，正向Δ波可以掩盖坏死性Q波；负向Δ波可以酷似坏死性Q波；继发性ST-T改变可以掩盖和酷似心肌缺血损害，心肌梗死时，注意到PR间期缩短要考虑合并预激存在。

图 12-10　宽性心伴、心室预激，2:1 型房室阻滞，PR 间期 80ms，固定，但 QRS 波群交替变化，红色圆圈所示为部分心室预激，QRS 波群前半部为心室预激，稍钝模糊，除极缓慢，后半部是希氏束 - 束支 - 浦肯野纤维网除极心室，除极快速；当正道发生甲滞时，心室由预激完全控制，心肌除极缓慢，QRS 波进一步宽大畸形，为完全预激，这种预激图形交替或有规律地变动时，要考虑并存房室阻滞。

诊为室性心动过速。

5. 典型预激伴束支阻滞和伴房室阻滞心电图特点

预激伴发房室阻滞、束支阻滞常形成复杂心律失常心电图。

（1）完全性房室阻滞或房室传导足够缓慢：激动经 Kent 束完全除极心室后，房室传导仍未下传到心室，PJ 间期延长，心电图有束支阻滞样改变，实际是完全性预激图形。

（2）预激伴二度 I 型房室阻滞：PR 间期 <120ms；因为正道传导逐渐缓慢，直至正道脱落一次 QRS 波，旁路除极心室的部位逐次增多，表现为 Δ 波逐渐增大，最后表现为完全预激的 QRS 波（此次恰逢正道脱落之际），周而复始。

（3）预激伴二度 II 型房室阻滞：PR 间期 <120ms；规律地突然出现宽大畸形的完全预激的 QRS 波（图 12-10）。

第二节　James 束介导的 LGL 综合征（短 PR 综合征）

后结间束的纤维不是止于房室结顶

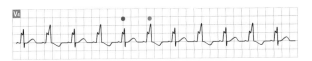

部，而是绕行止于房室结下部，与希氏束相连，称为"James束"。经过此纤维下传的激动，绕过房室结，经希氏束、左右束支下传除极心室（图12-11）。

房室结加速传导、房室结内部的"旁路"、房室结发育短小、房室结双径路的快径路均可导致PR间期缩短，这几种情况在心电图上不能与James束诱导的LGL综合征心电图鉴别，目前已经不用LGL综合征诊断，而改用短PR综合征或短PR心电图。另外，婴幼儿房室结先天发育不良和中晚期妊娠也可导致PR间期缩短。

短PR综合征心电图表现：

①PR间期缩短<120ms，无PR段；

②QRS波形态、时限正常<120ms（图12-12）；

③QRS起始无Δ波；

④PJ间期正常≤270ms。

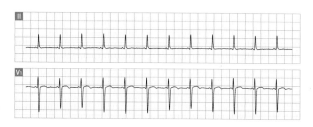

图12-11 James束旁路示意图。后结间束并非终止于房室结，而是终止于希氏束，心房激动绕过房室结，快速传导至希浦系统。

图12-12 心电图诊断：窦性心律，短PR间期。注意PR间期70ms，无PR段，QRS波形态正常。

预激心电图的分析重点

• 典型的预激心电图（Kent 束旁路），主要特征是两点：短PR间期和心室预激波。如果只出现其中一种，就要仔细分析其他心电图特点，是否属于特殊类型的预激图形。短PR综合征临床并不少见，但Mahaim旁路临床少见。

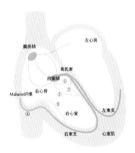

图12-13 Mahaim 纤维示意图。①结束旁路，②结室旁路，③束室旁路，④房室旁路，⑤房束旁路。

第三节 Mahaim 束介导的变异性预激综合征

　　Mahaim 纤维实质是一种特殊类型的房室旁路。在胚胎发育过程中，房室结发生分离变异，一部分留在原处形成正常的房室结、房室束和束支，另一部分形成右心房 - 束支纤维（Mahaim 纤维）。所以该纤维具有类似房室结样细胞结构，电生理特点为旁路，仅有前传功能且表现为递减传导。该纤维起始于三尖瓣环侧壁右心房，在三尖瓣环处沿右心室游离壁下行至右室心尖部直接与右束支末梢连接或止于右束支末梢附近心肌。

　　根据 Mahaim 纤维的起止分为如下五种类型（图12-13）：

　　（1）结束旁路：起于房室结慢径路，止于右束支；

　　（2）结室旁路：起源于房室结慢径路，止于右心室；

　　（3）束室旁路：起于左右束支的近端，止于心室肌；

　　（4）慢传导房室旁路：起于右心房，止于心室肌；

　　（5）慢传导房束旁路：起源于右心房，止于右束支。

1. Mahaim 旁路心电图特征

① 窦性心律时，PR 间期通常 >120ms；

② QRS 波群可见 Δ 波或不可见 Δ 波；随着心律的变化，PR 间期逐渐延长，由于 Mahaim 递减传导功能弱于正常房室结，而逐渐出现 Δ 波或在原有 Δ 波基础上更加明显（图 12-14）；

图 12-14　心电图诊断：窦性心律，Mahaim 预激。窦性 P 波，PR 间期 160ms，QRS 在 Ⅱ 导联呈 QS 型，V₁ 导联呈 rS 型，r 波粗钝模糊。Ⅱ 导联呈 QS 型要与下壁心肌梗死鉴别，但考虑到受检者是一位 20 岁的年轻人，还要考虑 Mahaim 预激。

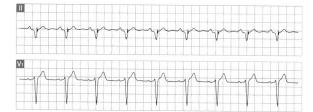

③ 用刺激迷走神经等方法减慢房室结下传，使激动主要由 Mahaim 纤维下传，可见预激波程度加大至完全性预激 QRS 波，表现为左束支阻滞图形伴 PR 间期 >120ms。

2. Mahaim 纤维参与心动过速

Mahaim 纤维参与的心动过速心电图特征如下（图 12-15）：

① 宽 QRS 心动过速，QRS 波增宽 >120ms，通常不超过 150ms；

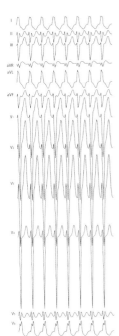

图 12-15 心电图诊断：Mahaim 心动过速。心动过速呈宽 QRS 波心动过速，Ⅰ、aVL 导联呈粗钝 R 型，Ⅱ导联呈 rSr′ 型，V1 导联呈 rS 型，V5、V6 导联呈粗钝有切迹的 R 波，整个图形类左束支阻滞图形。

②频率在 130 ～ 270 次 / 分；

③ QRS 波群呈左束支阻滞样改变；

④胸前导联 QRS 波 R/S 移行在 V4 导联之后；

⑤ Ⅰ、aVL 导联 QRS 波呈 R 型，Ⅱ、Ⅲ、aVF 导联 QRS 波呈 rS 型，电轴左偏在 0° ～ -75°。

第四节 典型心室预激的体表心电图定位

典型预激综合征，按房室旁路的前向传导功能分为显性旁路、隐性旁路（潜在性旁路）、隐匿性旁路三类。预激综合征旁道定位是针对显性旁路位于二尖瓣和三尖瓣的位置。

不同部位的显性旁路在体表心电图上表现不同。1945 年，Rosenbaum 首先提出了旁路部位的概念。按照胸前导联心电图，把典型预激心电图分为 A、B 二型（图 12-16 和图 12-17）。V1 ～ V6 导联 Δ 波均向上，QRS 波以 R 波为主，为 A 型预激，旁路位于二尖瓣环；V1 ～ V3 导联 Δ 波为负向或正向，QRS 波以 S 波为主，V4 ～ V6 导联 Δ 波和 QRS 波都向上，旁路位于三尖瓣环。此分型简单易行，可粗略反应旁路所在部位，沿用至今。

随着经导管射频消融治疗预激综合征的开展，对体表心电图旁路定位有了

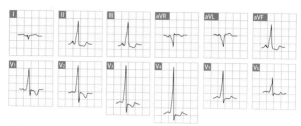

图 12-16 心电图诊断：窦性心律，A 型预激。胸前导联 Δ 波和 QRS 主波均向上。

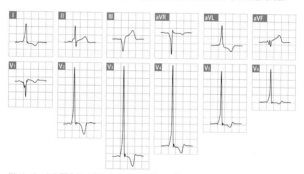

图 12-17 心电图诊断：窦性心律，B 型预激。V₁ 导联 Δ 波和 QRS 主波向下，V₂~V₆ 导联 Δ 波和 QRS 主波向上。

更进一步的发展。

1. 旁路的分布

典型预激综合征患者的旁路位置最常见于左室游离壁，占 50%～60%，左室后间隔旁路占 20%～30%，右室游离壁占 10%～20%，位于右室前间隔和中

旁道定位的学习策略

• 如果你是基层医生，低年资医生或医学生，简单地学习旁道定位于左心室或右心室即可，亦能满足临床诊疗工作。

• 如果你以后打算专业从事心电图工作，或心内电生理工作，或三甲医院的心血管内科，应该掌握精细的旁道定位。

间隔的旁路占 10%。

旁路可以位于二尖瓣环和三尖瓣环的任何部位；但在二尖瓣和主动脉根部的移行区，因左心房和左心室不直接接触，所以未发现旁路的存在。

为了表述统一和交流方便，将房室环比作时钟表面来表述旁道的位置。左前斜位 45° 透视，使三尖瓣环和二尖瓣环剖面充分展开，把三尖瓣环和二尖瓣环分别看作钟表面（图 12-18）。三尖瓣环前上顶点为 12 点，后下低点为 6 点，记录到希氏束 H 波为 2 点，冠状窦口为 5 点；二尖瓣环前上顶点为 12 点，后下低点为 6 点、左游离壁最外侧点为 3 点、其相对应的左中间隔为 9 点。确定以上各点后，再以等分的方法确定其他各处钟点。

图 12-18　旁道定位示意图。His 代表希氏束，MS 代表室间隔，RAS 代表右前间隔，RAL 代表右前侧壁，RL 代表右室侧壁，RPL 代表右后侧壁，RPS 代表右后间隔，RMS 代表右中间隔，LPS 代表右后侧壁，LL 代表左室侧壁，LAL 代表左前侧壁，LPS 代表后间隔。

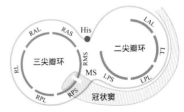

2. 体表心电图旁路定位三步法

显性预激心电图的旁路定位是根据各导联 Δ 波极性来判定，而各导联 Δ 波的极性是依赖于房室旁路插入心室端的位置来决定的。通常根据心脏激动前40ms向量来判断 Δ 波的极性，有经验者其预测的位置与实际位置的偏差很小。国内外对于体表心电图旁路定位的研究，基本原理都是运用 Δ 波的极性来定位。

⊙ 第一步：定左右，定间隔

定左右：① V_1 导联 Δ 波向上，QRS呈 R 型、Rs 型，为 A 型预激，旁路位于左房室的二尖瓣环；② V_1 导联 Δ 波向上，QRS 呈 rS 型，为 B 型预激，旁路位于右房室的三尖瓣环（图 12-19）。

定间隔：记住几个特殊波形。① V_1

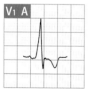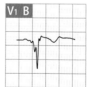

图 12-19 根据 旁联 V_1 导联 Δ 波方向定左右。V_1 导联 A 向上，判断二尖瓣旁路；V_1 导联 B 向下，判断三尖瓣环旁路，QRS 波呈 RS 型，移行区在 V_1 导联，提示右室间隔部（12 导联心电图见图 12-17）。

心电图定位旁道的局限性

• 心电图定位旁道，有时一些特殊类型的旁道容易判断错误，出现心电图定位模棱两可的局面，需要心内电生理检查进行精确定位。

• 有时，心电图的其他表现，例如合并多条旁道，合并心肌梗死等，可以干扰旁道的心电图定位

导联 Δ 波呈负向，QRS 波呈 QS 型或 Qr 型，高度提示旁路位于右室间隔部；②V_1 导联 QRS 波电压矮小多挫折呈 rsr′型、qrs 型等，高度提示旁路位于左后间隔；③典型 B 型预激心电图，V_1 导联 Δ 波向上，QRS 呈 rS 型，但 V_2 导联 QRS 波型过早，即 V_2 导联 QRS 波以 R 波为主，高度提示旁路靠近右室间隔。

⊙ 第二步：校正左右

继续用 aVL 导联和 I 导联校正左右。

①当 aVL 导联和 I 导联的 Δ 波为负向时，高度提示旁路位于左侧且位于左前侧壁或左侧壁（图 12-16）；

②当 aVL 导联和 I 导联的 Δ 波为正向时，且其后的心室融合波为高大直立的单相 R 波，提示旁路偏右侧，既位于右侧游离壁和间隔部（图 12-17）；

③当 aVL 导联和 I 导联的 Δ 波为正向，心室融合波为低矮的 r 波或呈 rs 型时，旁路位于左后间隔部和左后侧壁；从左后间隔、左后侧壁到左侧壁、左前侧壁，aVL 导联和 I 导联 Δ 波由正向逐渐变为负向，既旁路离冠状窦口越远，负向 Δ 波越明显（图 12-20）。

如果 V_1 导联 R/S ≈ 1 时，不好判定旁路出口位置时，用 aVL 导联 Δ 波的正负来校正旁路位置，负相 Δ 波为左侧，

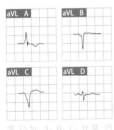

图 12-20 A、B、C、D 是四例 A 型预激患者的 aVL 导联，读者可自行判别 Δ 的方向以及 QRS 主波方向。

正相 Δ 波旁路偏右。肢体导联和胸前导联在判断旁路位置有矛盾时，以肢体导联为主。

⊙ 第三步：定前后（定上下）

游离壁和间隔部分为前、中、后（上、中、下）三个位置，依赖于下壁 II、aVF、III 导联 Δ 波极性和其后的心室融合波振幅定前后，可用介于 II 导联和 III 导联之间的 aVF 导联来定位（图 12-21）。

①旁路位于前壁或者说 12 点位置，心室激动的最大向量由上向下激动，下壁的 aVF 导联 Δ 波向上，QRS 波呈单向高大的 R 波；

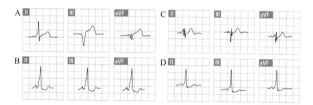

②随着旁路逐渐下移，aVF 逐渐出现负向 Δ 波，R 波振幅也逐渐降低，aVF 导联 QRS 波呈 QR 型即 Q/R ≈ 1 时，旁路位于中间位 3 点或 9 点位置附近；

③当旁路位于后壁或者说 6 点钟位置时，心室激动的最大向量由下向上

图 12-21 A、B、C、D 是四例不同预激患者的下壁导联，读者可自行判断 Δ 波的方向以及 QRS 波主波的方向，推测旁路可能的位置。

心电图诊断掌中宝

旁路定位的几种特殊现象

· 典型 A 型预激心电图，如果在 V_5、V_6 导联出现 q 波，高度提示旁路位于左侧游离壁。

· C 型预激，在 V_5、V_6 导联出现 Q 波，是左侧旁路的一个亚型，旁路位于左前侧壁，临床上已很少诊断。

3. 影响房室旁路定位的因素

影响房室旁路定位的因素主要有：

（1）预激程度大小是最主要的影响因素；

（2）当存在多条显性旁路时，也会相互影响；

（3）器质性心脏病如心肌梗死、心肌病等可影响预激波的判断；

（4）有时 P 波与预激波部分重叠，Δ 波形态畸形，影响 Δ 波极性的判断；

（5）心内电生理定位是以成功消融的靶点来定位旁路的，心内消融成功主要与旁路的走行（垂直或斜行）和消融位置（偏心房、瓣环中间或心室出口）有关。体表心电图定位主要是以 12 导联体表心电图 QRS 波的 Δ 波和其后心室融合波的极性来判断的。所以心内定位与体表定位存在一定误差。

程硕韬

深圳市孙逸仙心血管医院

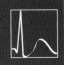

第 13 章

室上性心动过速

激动在传导过程中，途经解剖性或功能性分离的两条以上路径时，在一定条件下激动可循环往复，形成折返激动。

折返激动的基础是（图 6-7）：

①存在至少两条路径形成的环路；

②其中一条发生单向阻滞；

③形成环路的各个部位，不应期要足够短，才能保证折返激动在环形运动中始终不能遇上处于绝对不应期状态的组织，因而使折返激动得以持续存在。

起源于希氏束分叉以上的心动过速统称为室上性心动过速，简称室上速。相当多的室上速并非折返机制，例如普通的窦性心动过速、自律性房性心动过速、紊乱性房性心动过速、交界性心动过速等。

折返性室上速包括：窦房折返性心动过速、房室结折返性心动过速、房室折返性心动过速、无休止房室折返性心动过速（PJRT）、心房内大折返性心动过速（房扑）等。

前面我们介绍的局灶性房性心动过

临床指引

折返

• 折返是常见的心律失常发生机制之一，参与早搏、心动过速等的发生。折返现象几乎可以发生在心肌的任何部位，例如窦房结-心房之间，心房内部，心房-心室之间，束支内，房室结内，心室肌-心室肌之间等。

• 折返形成的心动过速的特征是节律相对匀齐，心动过速骤然发生，骤然停止，这种现象称为突发突止，心动过速的发作亦称为阵发性。前面介绍的各种加速性自主心律，心率是逐渐增快的，当自主心律消失时，心率是逐渐减慢的。

速、心房扑动和心房颤动，从广义上来说也属于室上性心动过速，本节主要介绍双路径的折返性室上性心动过速。

第一节 窦房折返性心动过速

一个适时的房性早搏受阻于窦房结的一端，冲动沿另一端进入窦房结后缓慢传导至原先受阻的一端，冲动传导至心房并除极心房，并经另一端再次进入窦房结，周而复始形成窦房折返性心动心电图（图 13-1）。

窦房折返性心动过速的心电图特点有（图 13-2）：

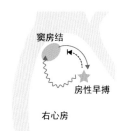

窦房结

房性早搏

右心房

图 13-1 窦房折返性心动过速机制示意图。折返发生在窦房结和心房之间，房性早搏（星号）阻滞于一条径路（单向阻滞，黑色线条所示），未能进入窦房结；但通过另一个径路进入窦房结（紫色曲线所示），激动窦房结，窦房结冲动经先前受阻的径路再次传至心房（紫色线条所示），形成窦房结－心房的折返激动。

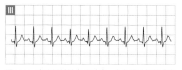

III

图 13-2 窦房折返性心动过速。心电图酷似普通室性心动过速，除非记录到发作前和终止时的片段，很难和普通室性心动过速鉴别。

①心动过速的 P 波形态、极性、振幅、时限与窦性 P 波在各导联的同一导联完全一致；

②节律整齐，突发突止；

③心动过速频率相对较慢，100～150 次 / 分；

④可被适时的房性早搏诱发和终止；

⑤心动过速终止时为等周期代偿间歇。

第二节 房室结折返性心动过速

房室结内存在双径路，α 通道也称慢径，电生理特点是传导缓慢，绝大部分不应期短；β 通道也称快径，电生理特点是传导较快，绝大部分不应期长。希氏束位于慢快径交汇处下方，是慢快径的共同路径，而不是慢快径折返环的一部分。

1. 典型慢快型房室结折返性心动过速

发生机制：一个适时的房性早搏，激动下传到房室结，此时正值快径路不应期，激动沿慢径缓慢下传到慢快径交汇处，激动一分为二，一支沿希氏束、左右束支下传激动心室（心电图表现为延长的 P′R 间期），在下传的同时，另一支沿快径逆传，向上激动心房（由于心房、心室几乎同时除极，P 波掩盖在 QRS 波当中，难以识别，V_1 导联可假 r′波，实为逆传的 P′ 波），并再次沿慢径路下传，周而复始形成慢径前传、快径逆传的典型房室结折返性心动过速（图13-3）。

心电图特点：

临床指引

房室结折返性心动过速的分类

房室结折返性心动过速包括慢快型和快慢型二种。

- 慢快型电生理特点：慢径不应期短，慢径缓慢前传，快径不应期长，形成单向阻滞，经快径快速逆传。

- 快慢型电生理特点：快径不应期短，快径快速前传，慢径不应期长，形成单向阻滞，经慢径缓慢逆传。

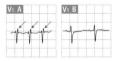

图13-3 一例房室结折返性心动过速发作前后的 V_1 导联。A：心动过速发作时，V_1 导联呈 rSr′波，第二个 r′波实际为逆传 P′波（红色箭头所示）。B：心动过速终止后，V_1 导联呈 rS 型，并无 r′波，再次证实 r′波为逆行 P′波所致。

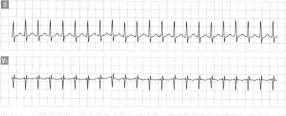

图 13-4 心电图诊断：阵发性室上性心动过速，慢快型房室结折返性心动过速。窄QRS波心动过速，频率187次/分，Ⅱ导联末见明显逆行P'波，V₁导联QRS波呈rSr'型，高度提示为房室结折返性心动过速

①突然发作，突然终止；

②QRS波形正常，频率为140～250次/分，节律规则（图13-4）；

③多数患者因逆行P'波埋于QRS波群中而不能见到，但V₁导联的QRS波后可见假r'波，呈rSr'型；

④房性早搏诱发是经慢径路下传，心动过速第1个心搏的P'R间期延长，有双径路特征；

⑤因希氏束阻滞房室可成2:1下传，P'波位于两个QRS波中间，酷似房性心律；

⑥适时的房性早搏或刺激可诱发及终止心动过速的发作，程序刺激可见双径路特征。窦性早搏、交界性早搏、室性早搏也可诱发。

临床指引

适可而止的心电图诊断

• 对于初学者，如果从心电图难以鉴别诊断各种类型的室上性心动过速，特别是基于机制的诊断，笔统诊断为：室上性心动过速。

• 如果你有一定的鉴别诊断和心电图分析技能，对一些特征明显的室上速可以进行初步的机制诊断，例如可区分房室折返性心动过速、房室结折返性心动过速、房性心动过速等。

171
第13章 室上性心动过速

2. 非典型快慢型房室结折返性心动过速

发生机制：一个适时的房性早搏，激动下传到房室结，此时正值慢径路不应期，激动沿快径快速下传到快慢径交汇处，激动一分为二，一支沿希氏束、左右束支下传激动心室（心电图表现为正常的 P'R 间期），在下传的同时，另一支沿慢径缓慢逆传，向上激动心房（由于逆传除极心房较心室除极晚，所以逆传 P' 波离 QRS 波较远而靠近下一次心室除极的 QRS 波），并再次沿快径路下传，周而复始形成快径前传、慢径逆传的非典型房室结折返性心动过速（图13-5）。

临床指引

复杂的房室结折返性心动过速

• 房室结除双径路外，还有三径路、多径路传导，引起心动过速复杂化，例如 RR 间期交替变化，心动过速发作时频率不同等。

• 无创的食道电生理检查有时能初步发现多径路存在的证据。

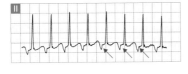

图13-5 快慢型房室结折返性心动过速。由于逆行传导经过慢径路，传导缓慢，在远端 QRS 波群后的地方形成逆行 P' 波（红色箭头标示），RP' 间期 >P'R 间期。

心电图特点：

①突发突止，QRS 波呈室上性，心律绝对整齐，心率为 100～150 次/分；

②激动沿快径路前传、慢径路逆传，Ⅱ、Ⅲ、aVF 导联 QRS 波之前可见倒置逆行 P' 波（图13-6）；

③P'R 间期短而固定；

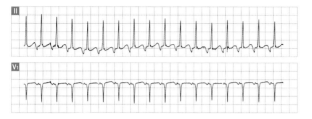

图 13-6 心电图诊断：阵发性
室上性心动过速。心动过速呈
窄 QRS 波心动过速，频率 150
次/分，可见逆行 P' 波，RP'
间期<P'R 间期，P'R 间期固定。
患者心内电生理证实为快慢型
房室结折返性心动过速，但心
电图实难与冠状窦口起源的房
性心动过速和 PJRT 鉴别。

房室结折返性心动过速和
房室折返性心动过速

· 房室结折返性心动过速
的折返环主要在房室结内，
心室不是折返环的必需组
成部分。

· 房室折返性心动过速的
折返环主要包括心房、希
浦系统、心室和旁道，心
房和心室是折返环的必需
组成部分。

④室性早搏可诱发，如果由房性早
搏诱发，房性早搏无 P'R 间期延长；

⑤一个适时的房性早搏或刺激可诱
发及终止心动过速的发作，程序刺激不
易显示双径路特征。窦性早搏、交界性
早搏、室性早搏也可诱发。

第三节 Kent 束介导的房室折返性心
动过速

1. 顺向性房室折返性心动过速

顺向性房室折返性心动过速旁路的
不应期较房室结–希浦系统长，但传导
速度快。一个适时的房早，遇到旁路不
应期被阻滞而不能下传，经房室结–希
浦系统激动心室后，到达已脱离不应期
的房室旁路，激动再经旁路逆传到心房，
周而复始，形成顺向性的房室折返性心
动过速。

心电图特点：

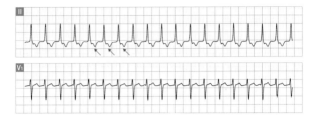

①突发突止，QRS波呈室上性，心律绝对整齐，心率为140～250次/分（图13-7）；

②逆传P′波不易分辨；

③部分患者可出现QRS波电交替现象；

④各类早搏均可诱发心动过速；

⑤频率快时，在同次发作中可出现正常QRS波形和束阻滞的QRS波形；

⑥心动过速伴功能性束支阻滞时，心动过速RR间期延长30ms以上，则束支阻滞发生在旁路同侧，称为Coumel定律；束支阻滞发生在旁路对侧，则心动过速的RR间期不变；

⑦显性预激旁路所致顺向型AVRT，不发作时呈典型心室预激心电图；

⑧适时的房性期前收缩或室性期前收缩自发或电刺激可诱发或终止发作；

⑨折返的前支为房室结-希普系统，逆传支为房室旁路。

图13-7 心电图诊断：阵发性室上性心动过速。心动过速呈室窄QRS波心动过速，频率167次/分，可见逆行P′波，RP′间期<P′R间期。房室折返性心动过速时，有时可在Ⅱ、Ⅲ、aVF、V₁导联看到逆行P′波。注意：与图13-6的快慢型房室结折返性心动过速相比，虽然两者都可以见到逆行P′波，但快慢型房室结折返性心动过速的RP′间期>P′R间期，这是两种心动过速的一种鉴别方法。

心电图诊断掌中宝

逆向性房室折返性心动过速时，旁路的不应期较房室结－希浦系统短且传导速度快。一个适时的房早，遇到房室结不应期而不能下传，激动经旁路激动心室后，到达已脱离不应期的房室结－希浦系统，激动再经浦肯野纤维、束支、希氏束、房室结逆传到心房，周而复始，形成逆向性的房室折返性心动过速。心动过速时，其最大特点是，因房室结－希浦系统仅逆传激动，所以 QRS 波宽大畸形呈完全性预激图形，与窦性心律时预激 QRS 波形态相似。

心电图特点：

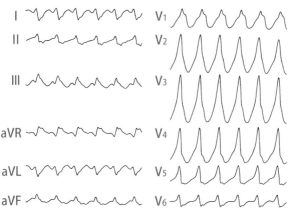

①突发突止的宽 QRS 心动过速，心律绝对整齐，心率为 140～250 次/分（图 13-8）；

②逆传 P′波不易分辨，通常出现在 QRS 波前；

③ QRS 波宽大畸形呈完全性预激图形，时间 >120ms，与窦性心律时预激形态相似；

④适时的电刺激可诱发和终止心动过速；

⑤折返的前支为房室旁路，逆传支为房室结 - 希普系统。

3. 无休止房室折返性心动过速（PJRT）

参与 PJRT 旁路是 Kent 束的特殊形式，仅有逆传功能，且具有递减传导性，表现为无休止心动过速。

心电图特点：

①长 RP′心动过速，频率 100～130 次/分（图 13-9）；

临床指引

房室折返性心动过速

• 由于心房和心室是折返环的必需成分，心房和心室激动保持严格的 1:1 传导关系，心电图上如果发现 P 波脱落、QRS 波脱落，而心动过速仍在继续，几乎可以排除房室折返性心动过速，而室性心动过速过速偶尔漏搏一个、两个，心动过速仍可以继续维持。

图 13-9 心电图诊断：阵发性室上性心动过速。注意 II 导联可见逆行 P′波，RP′间期 >P′R 间期，P′R 间期 >120ms。

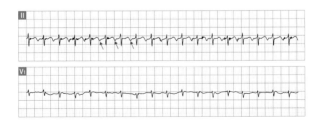

折返与非折返性心动过速

• 折返性心动过速通常发作形式表现为突发突止，心动过速一发作，心率即达高峰，心动过速骤然终止。

• 非折返性心动过速，通常发作时，频率逐渐增快，称为温醒现象；心动过速停止时，频率逐渐减慢，直至心动过速消失。

②Ⅱ、Ⅲ、aVF 导联可见逆传倒置 P′波位于 QRS 波之前，RP′间期 >P′R 间期；

③无休止发作，可短暂恢复窦性心律，维持数秒后，PJRT 再次发作；

④长 RP′心动过速需与不典型的快慢型房室结折返性心动过速和加速性交界性自主心律鉴别。

第四节 折返性房性心动过速

折返性房性心动过速较少见，折返发生于手术瘢痕、坏死瘢痕、手术补片、解剖缺陷的邻近部位，与心房扑动一样，同属大折返性房性心动过速（图 13-10）。

图 13-10 心房内有手术瘢痕区域。一个房性早搏产生第 1 个异位搏动，一方面重整激动窦房结，另一方面激动心房其余部位，但遭遇到瘢痕区域的单向阻滞（A 区），不能传导。只能通过 B 激动其外围心房肌；当激动经 B 绕到单向阻滞区域后端，能够缓慢逆行传导激动 A 区。由于 A 区传导缓慢，花费时间长，等到达出口时，心房肌其余部位已经度过不应期，可以再次激动心房，引起折返性心动过速。从这个机制图可以了解，折返性房性心动过速的 P′波与引发心动过速的房性早搏 P′波可不一致。

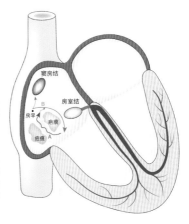

心电图特点是：

①折返性房性心动过速常被房性早搏诱发，或心房电刺激诱发；

②P′波形态与窦性P波不同，取决于折返环的位置、心房解剖情况和电学情况。体表心电图可初步判断激动起源部位，通常第一个异位P′波与窦性和其后的P′波均不相同，具有房性早搏的特点，偶联间期较为固定（图13-11）；

③心动过速表现为突发突止，P′P′间期一致，通常在160～220次/分；

④心室率取决于房室传导比例，常见1:1、2:1及文氏下传，合并三度房室阻滞时，P′波与QRS波无关；

⑤心室率增快时，可伴有室内差异性传导。

图13-11 心电图诊断房性心动过速。窄QRS波心动过速，心室率200次/分，QRS波前均可见P′波，RP′间期>PR′间期。Ⅱ导联P波直立，可以排除快慢性房室结折返性心动过速和房室折返性心动过速，因为这两种室上性心动过速产生逆行倒置P′波。

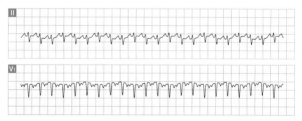

刘彤

天津医科大学第二医院心脏科

第 14 章

心动过速的鉴别诊断

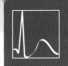

窄 QRS 波心动过速

窄 QRS 波心动过速包括：

- 窦性心动过速
- 窦房折返性心动过速
- 局灶性房性心动过速
- 心房内大折返性心动过速（房扑）
- 心房颤动
- 房室结折返性心动过速
- Kent 束参与的顺向型房室折返性心动过速
- 无休止房室折返性心动过速（PJRT）
- 交界性心动过速
- 部分左后间隔部特发性室速（分支性室速）

第一节 窄 QRS 波心动过速的鉴别诊断

窄 QRS 波心动过速指各种机制引起心室率 >100 次 / 分，QRS 波时限 <120ms 的心动过速。

初学者面对如此众多的窄 QRS 波心动过速不知所措，但心电图往往会给我们一些提示，诊断某种心动过速的可能性非常高，甚至可以肯定是某种心动过速。让我们来进一步学习这些"神奇"的"鉴别大法"吧。

1. 观察 P 波形态

（1）寻找 P 波清楚的导联进行分析和观察：12 导联中 Ⅱ、Ⅲ、aVF、V₁ 导联较清楚；

（2）各导联 P 波形态与窦性心律一致：多考虑窦性心动过速和起源于高位右房的房性心动过速；

（3）Ⅱ、Ⅲ、aVF 导联 P 波倒置：快慢型房室结折返性心动过速、PJRT、房室折返性心动过速、起源于心房底部的房性心动过速；

（4）逆行P′波在Ⅰ导联直立、V₁
导联倒置提示为右心房先激动；逆行P′
波在Ⅰ导联倒置、V₁导联直立提示为左
心房先激动（图14-1）；

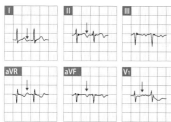

图14-1　心电图诊断：阵发性
室上性心动过速。注意多导联
可见逆行P′波，Ⅱ、Ⅲ、aVF
导联倒置，Ⅰ导联直立，V₁导
联直立，可以判断此逆行P′波
先激动在心房。

（5）心房激动间无等电位线为心房
扑动波、心房颤动波，有等电位线为局
灶性房速。

2. 了解心室率

各类心动过速的频率有很大的重叠，
依靠心室率快慢不能作出鉴别诊断。但

图14-2　心电图诊断：心房扑
动伴2∶1心室传导。心房率300
次/分，心室率150次/分，两
者2∶1下传关系，结合频率诊
断心房扑动。V₁导联P′波与P′
波之间貌似有等电线，实际为
心房传导极为缓慢，振幅不明
显所致，仔细观察Ⅱ导联，Ⅱ
导联对应的"等电线"对应于
Ⅱ导联缓慢除极，基线有轻微
振幅和波动（两条红色箭头线
段之间）。

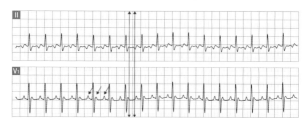

心电图诊断掌中宝

典型心房扑动心房率常为 300 次 / 分，2:1 下传心室时，心室率为 150 次 / 分，出现 150 次 / 分的心动过速时，要仔细观察 Ⅱ、Ⅲ、aVF 及 V₁ 导联有无心房扑动波或等位线（图 14-2）。

3. 心动过速时房室比例关系

（1）不需要希氏束和心室参与的心动过速：房室之间可出现不同比例下传，即心房率可以不同于心室率，常见于窦性心动过速、窦房折返性心动过速、局灶性房性心动过速、心房内大折返性心动过速（房扑）、心房颤动、房室结折返性心动过速（图 14-3）。

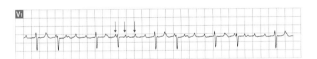

图 14-3　心电图诊断：房性心动过速，心房率 250 次 / 分，QRS 波呈长 - 短周期序列出现，系心房波不等比例下传心室所致。红色箭头所示三个连续心房除极波未能下传心室，心室呈 4:3 下传心室，短 RR 间期系 2:1 下传心室。尽管 QRS 波个数明显少于心房波个数，但房性心动过速仍然继续，提示心室并非维持心动过速所必需。

（2）需要房室结 - 希浦系统参与折返激动，房室关系一定是 1:1，主要指房室折返性心动过速，包括顺向性房室折返性心动过速、逆向性房室折返性心动速、Mahaim 参与的房室折返性心动速、PJRT。

房室必须保持 1:1 关系的室上性心动过速，提示心房和心室是整个折返环的一部分，一旦发生 P 波脱落和阻滞，或

QRS波脱落和阻滞,心动过速立即终止。

4. 观察RR间期是否整齐

（1）RR间期整齐：心动过速的RR间期整齐,一般是指相差不超过40ms。包括窦性心动过速、窦房折返性心动过速、房室结折返性心动过速、房室折返性心动过速、房室传导比例固定的房性心动过速和心房扑动、左右间隔部特发性室速。

（2）RR间期不齐有倍数关系：房室结折返性心动过速伴间歇性2:1下传,房室传导比例呈4:1和2:1关系变动的心房扑动,房室传导比例呈1:1和2:1关系变动的房性心动过速（图14-4）。

（3）RR间期不齐无倍数关系：窦性心动过速伴文氏下传、窦房折返性心动过速伴文氏下传、局灶性房速伴文氏下传、心房颤动、具有多径路传导的房室结折返性心动过速。

图14-4 心电图诊断：阵发性室上性心动过速,房室结折返性心动过速可能性大。图中前半段和后半段可见窄QRS波心动过速,频率182次/分,但期间可见四次长RR间期（红色箭头所示）,律规整,频率约91次/分,长RR间期是短RR间期的2倍,提示冲动在下传心室过程中,遭遇了2:1阻滞,即使发生QRS波的脱落,心动过速仍未终止,提示该心动过速不是房室折返性心动过速。长RR间期之间可见倒置逆行的P'波,因此心动过速的可能诊断仅剩下房室结折返性心动过速和交界性心动过速。心内电生理检查证实为房室结折返性心动过速。在心动过速的心电图鉴别诊断中,可利用这些特殊的心电图现象逐步排除和肯定某些诊断。

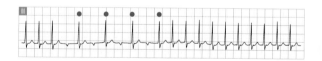

5. QRS电交替

QRS电交替是指至少在一个导联上

出现 QRS 振幅逐搏交替差异 ≥ 1mm，出现 QRS 电交替，高度提示房室折返性心动过速（图 14-5）。

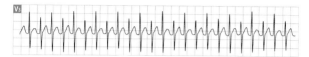

图 14-5 心电图诊断：阵发性室上性心动过速，房室折返性心动过速可能性大。窄 QRS 波心动过速，频率接近 200 次 / 分对于初学者，心电图诊断阵发性室上性心动过速即可，不过进一步观察到 V 导联 QRS 波振幅交替变化，系电交替现象，提示房室折返性心动过速可能。但心电图尚不能据此肯定，因为这些指标都是相对的，且存在很多例外

6. RP′/P′R 关系

根据心动过速 P′ 波在 QRS 之间的位置，以两个 QRS 中间为中点，P′ 波位于中点之前的为短 RP′ 心动过速，位于中点之后的为长 RP′ 心动过速。

短 RP′（RP′＜P′R）高度提示为房室结折返性心动过速和房室折返性心动过速。心动过速体表心电图逆 P′ 形态较小，常与 T 波重叠在一起，很难判断 P′ 波的起始。而我们常用的 RP′ 是否大于或小于 70ms 来判断是否为房室结折返性心动过速和房室折返性心动过速，特指心动过速时食道记录到的心动过速心电图（图 14-6）。

长 RP′（RP′＞P′R）要考虑：快慢型房室结折返性心动过速、无休止房室折返性心动过速、加速性交界性心动过速、局灶性房性心动过速。

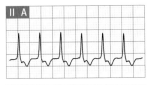

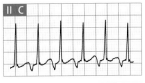

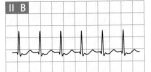

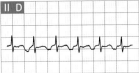

7. 假 r′ 波、假 q 波和假 s 波

心动过速时，V₁ 导联出现 r′ 波呈 rSr′ 型，而窦律时呈 rS 型，高度提示是房室结折返性心动过速（图 14-7）。

心动过速时，下壁导联 Ⅱ、Ⅲ、aVF 导联出现 q 波或假 s 波，而窦性心律时无 q 或 s 波，高度提示为房室结折返性心动过速（图 14-8）。

图 14-6 四例室上性心动过速伴逆行 P′ 波，请读者自行分析 RP′/P′R 关系。

图 14-7 A：房室结折返性心动过速发作时，V₁ 导联 QRS 波呈 rSr′ 型，实际 r′ 为逆行 P′ 波。B：心动过速终止后，伪 r′ 波消失。

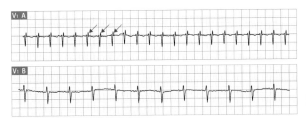

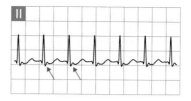

图 14-8 心电图诊断：室上性心动过速，房室结折返性心动过速可能性大。窄 QRS 波心动过速，频率 167 次 / 分。注意 II 导联 QRS 波呈 qRs 型，实际上窦性心律时呈 qR 型，心动过速发生时产生的 s 波，实际为逆行 P' 波。

8. ST-T 改变

在折返性室上性心动过速时出现 ST 段明显下降，通常与心肌缺血无关（图 14-9）。

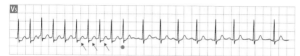

图 14-9 心电图诊断：室上性心动过速，房室折返性心动过速可能性大。心动过速呈窄 QRS 波心动过速，发作时 V₁ 导联 ST 段水平型压低 1mm（红色箭头所示），但心动过速终止（蓝色圆圈所示）后，ST 段立即恢复正常，室上性心动过速伴发的 ST-T 改变并非缺血所致。

当 ST 段下移 >2mm 时，提示为房室折返性心动过速；当下壁 II、III、aVF 导联 T 波深倒置 >2mm，且 ST 段与 T 波融合，常提示为间隔旁路参与的心动过速。倒置 T 波 II 导联 > III 导联，提示为左后间隔旁路；倒置 T 波 II 导联 < III 导联，提示旁路位于右后间隔。

9. 窦性心律时有无心室预激

如果窦性心律时心电图有预激表现，高度提示为房室折返性心动过速。

10. 左后间隔部特发性室速

左后间隔部特发性室速（分支型室

速）起源靠近左束支主干处，其 QRS 波越窄，QRS 电轴偏移度数越小，V_1 导联呈不完全右束支阻滞图形或 qR 型，$V_3 \sim V_6$ 呈 rS 型，V_6 导联的 r 呈胚胎型 r，因折返激动不需要房室结、希氏束参与，所以部分心动过速可见室房分离。

窄 QRS 波心动过速的鉴别流程图见图 14-10。

图 14-10　窄 QRS 波心动过速的鉴别诊断流程图

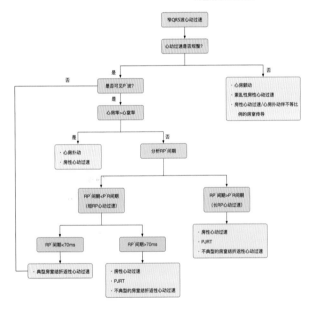

- 心动过速的鉴别诊断是临床心电图学非常诱人的一部分内容,不过有时即使你绞尽脑汁也未必能发现有利信息,诊断或排除某些心律失常,此时不妨比较一下患者心动过速发作前后的心电图(如果这些资料可以利用)。

- 例如患者发生宽 QRS 波心动过速时,如果之前已经记录到预激图形,宽 QRS 波心动过速的形态与预激图形相近,则可以肯定是逆向性房室折返性心动过速。

临床指引

考虑室性心动过速何妨?

- 室性心动过速占据了宽 QRS 波心动过速的绝大部分,如果初学者难以鉴别,按照室性心动过速处理患者是比较安全的行为。

- 宽 QRS 波心动过速在药物治疗时,出现血流动力学不稳定,要果断的进行电转律治疗。

第二节 宽 QRS 波心动过速的鉴别诊断

QRS 波≥ 120ms,频率≥ 100 次/分的心动过速称为宽 QRS 波心动过速。QRS 波增宽的原因是左、右心室激动不同步或激动同步但心内传导时间延迟。

1. 导致宽 QRS 波心动过速的原因

（1）室性心动过速：室性心动过速是导致宽 QRS 波心动过速最常见的原因,占 70%～80%。由于心室激动不是通过正常希浦系统传导的,而是依赖于肌肌传导,传导缓慢,故 QRS 波增宽。室性心动过速时 QRS 波通常并不是真正的束支阻滞图形,因此称为类左束支阻滞图形和类右束支阻滞图形。

（2）室上性心动过速伴下面情况

⊙ 原有束支阻滞或快频率依赖性束支阻滞（即 3 相阻滞）

束支阻滞可以发生在任何时候,包括永久性束支阻滞和宽 QRS 波心动过速发作时快频率依赖性束支阻滞（图 14-11）。室上性心动过速的 QRS 波呈束支阻滞图形和分支阻滞图形。

⊙ 房室旁道形成的异常心室激动

Kent 束介导的逆向性房室折返性心动过速和 Mahaim 束参与的心动过速,

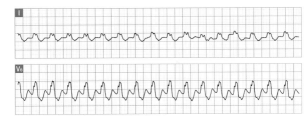

与室性心动过速一样，心室间激动是肌肌传导，呈宽 QRS 波心动过速。

⊙ **基础 QRS 波形态异常**

很多疾病都可以引起基础心电图 QRS 波异常增宽，发生室上性心动过速时呈现相同的宽 QRS 波，包括扩张型心肌病、肥厚型心肌病、严重心肌缺血、修补后的先天性心脏病等（图 14-12）。

⊙ **电解质、酸碱紊乱或药物引起的非特异性 QRS 波增宽**

除了药物影响，高钾血症和酸中毒等暂时性代谢异常也能导致 QRS 波增宽，使窄 QRS 波心动过速转变为宽 QRS 波心动过速。

⊙ **心室起搏**

心室起搏可以出现心室率 > 100 次/分的宽 QRS 波心动过速，随着起搏器心室双极起搏技术（抗干扰能力强，但起搏信号非常小）的普遍应用，起搏时不

图 14-11 心电图诊断：阵发性室上性心动过速合并完全性左束支阻滞。患者发作的是室上性心动过速，但 QRS 波增宽，QRS 间期 120ms，呈典型的完全性左束支阻滞图形，容易误诊为室性心动过速。如果发作前记录到患者的完全性左束支阻滞基础心电图，则可以肯定诊断。

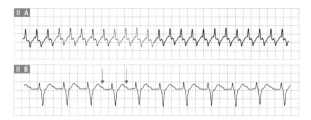

II A

II B

图 14-12 心电图诊断：A：宽 QRS 波心动过速，QRS 波周期 宽大，为 160ms，难以识别心 房除极波，注意怪异的 QRS 波 群后半竞向部分，不要误认为 T 波和逆行 P 波，宽 QRS 波心 动过速频率 214 次 / 分，心电 图初步考虑室性心动过速可能 性大。B：患者经过抗心律失常 药物治疗后，心室率减慢到 100 次 / 分，红色箭头标示 P 波清晰 可见，PR 间期固定 200ms， 考虑宽 QRS 波系 P 波下传，值得 注意的是慢频率时，QRS 波亦 增宽，QRS 间期 160ms，形态 与宽 QRS 波心动过速近似，大 体呈 rS 型，只不过宽 QRS 波心 动过速发作时，QRS 波群中的 转折要多，因为此例患者基础 都存在宽 QRS 波，宽 QRS 波 心动过速更有可能是室上性心 动过速伴 1:1 心室传导

能明确识别节律变得比较常见。

（3）心房颤动的心室内差异传导伴连续蝉联现象：心房颤动也属于室上性心动过速，心房颤动伴心室内差异性传导的基本原理就是快频率依赖性束支阻滞（图 14-13）。QRS 波呈束支阻滞图形和分支阻滞图形。

宽 QRS 波心动过速最主要的原因是室性心动过速，高达 80%，其次是室上性心动过速伴差异性传导，其他诊断占小部分。

2. 体表心电图的鉴别诊断

⊙ 房室关系

①室房完全分离、室房 2:1 逆向传导和逆向文氏阻滞，肯定为室速（图 14-14）；

②室房 1:1 逆传不排除室速；

③房室结折返性心动过速因无需心室参与，可出现房室 2:1 下传，心室频

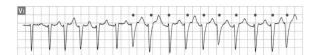

率较慢。

⊙ 融合波和夺获

室性心动过速频率相对较慢，房室分离时出现室性融合波和心室夺获波肯定为室速（图14-15）。

⊙ QRS波时限

室速和室上性心动过速伴差异性传导的QRS波宽度有很多的重叠。

①右束支阻滞图形：室上速伴差异性传导QRS间期 ≤ 140ms，室速 >140ms，

②左束支阻滞图形：室上速伴差异性传导QRS间期 ≤ 160ms，室速 >160ms；

③左室后间隔特发性室速：大部分QRS间期 <120ms，一般不超过140ms。

⊙ 额面QRS电轴

①电轴极度右偏（无人区电轴）

图14-13　心电图诊断：心房颤动伴左束支阻滞型差异性传导。基础心律为心房颤动，因基础干扰大，心室率较快，心房颤动波难以辨析，但从心室率绝对不齐可以判断为心房颤动。从红色圆圈部分开始，QRS群增宽至160ms，实际为合并的完全性左束支阻滞图形。

图14-14　心电图诊断：宽性心律，室性心动过速。宽QRS波心动过速，频率136次/分，可见部分分散的室性P波，RP无固定关系，PR无固定关系，提示QRS波和P波无关，系房室分离，这是诊断室性心动过速的可靠心电图指标之一。

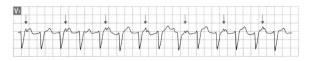

心电图诊断掌中宝

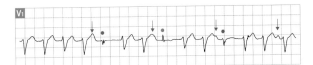

图 14-15 心电图诊断：窦性心律、室性心动过速。基础心律为宽 QRS 波心动过速，QRS 间期 120ms，频率 143 次／分。红色箭头示为窦性 P 波，第 4 个箭头示窦性 P 波高尖。第 3 个和 1 波降支重叠，但亦清晰可见，第 2 个和 1 波重叠导致 1 波增宽，第 1 个 1 波导致 1 波高尖。宽 QRS 波形态呈 rS 型。蓝色圆圈所示 QRS 波为 qRs 型。窄 QRS 波系窦性心律夺获心室产生的窦性 QRS 波；红色圆圈所示 QRS 波形态介于宽 QRS 波和窦性 QRS 波之间，为不同程度的心室融合波，室性冲动和窦性冲动分别激动一部分心室共同产生的 QRS 波。室性心动过速中，突然出现形态正常的 QRS 波，特别是提前发生时，提示心室夺获；出现不同形态的 QRS 波，提示融合波。

（-90°～±180°）高度提示室速（图14-16）；

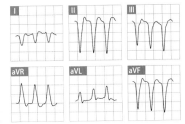

图 14-16 心电图诊断：室性心动过速。宽 QRS 波心动过速，QRS 间期 120ms，频率 200 次／分，注意肢体导联 QRS 波 I 导联呈 QS 型，Ⅲ导联呈 QS 型，心电轴位于无人区范围内，即电轴极度左偏或重度右偏。当心室激动起源于心尖部或左室后侧壁时常引起无人区电轴。

② 右 束 支 阻 滞 伴 电 轴 左 偏（-90°～-60°）高度提示室速；

③ 左 束 支 阻 滞 伴 电 轴 右 偏（+120°～±180°）高度提示室速。

⊙ 胸前导联 QRS 波同向性

① QRS 波负向一致性是指胸前导联

所有 QRS 波主波全部负向，高度提示室速（图 14-17）；

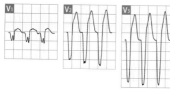

图 14-17　心电图诊断：室性心动过速。注意此例室性心动过速胸前导联 QRS 波均呈负向，称为负向一致性。

② QRS 波正向一致性是指胸前导联所有 QRS 波主波全部正向，高度提示室速或左侧旁路参与的逆向性房室折返性心动过速。

⊙ 右束支阻滞图形

① V₁ 导联 QRS 呈 rR′、rsR′、rSr′、rSR′ 等右兔耳征，提示为室上速伴差传；

② V₁ 导联 QRS 呈 qR、Rs、单向 R 波和 Rsr′ 等左兔耳征提示为室速（图 14-18 和图 14-19）；

③ V₆ 导联 QRS 呈 rS 图形，即 R/S<1，提示室速；

临床指引

兔耳型右束支阻滞图形

• 典型右束支阻滞图形为 V₁ 导联呈 rsR′ 图形，R′ 振幅 >r 振幅，称为右兔耳型，这种图形在宽 QRS 波心动过速中，提示室上性心动过速可能，但并非 100% 特异的指标，例如下例右束支阻滞图形本身 V₁ 呈左兔耳型，V₂ 呈右兔耳型，因此需要依靠其他导联图形综合判断（图 14-19）。

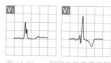

图 14-18　一例完全性右束支阻滞，V₁ 导联呈左兔耳型，R 振幅 >r 振幅，V₂ 导联呈右兔耳型，rsR′，R′ 振幅 >r 振幅。

心电图诊断掌中宝

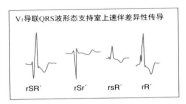

V₁导联QRS波形态支持室上速伴差异性传导

rSR′ rSr′ rsR′ rR′

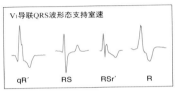

V₁导联QRS波形态支持室速

qR′ RS RSr′ R

图 14-19 宽 QRS 波心动过速时 V₁ 导联支持室上速伴差异性传导和支持室速的 QRS 波形态总结。当 QRS 波呈 rsR′ 三相波时，R′ 振幅 > r 振幅，支持室上速伴差异性传导；反之，当 QRS 波群呈三相波时，第一个 R 峰大于第二个 R 峰，支持室速。

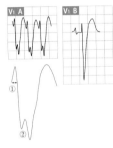

图 14-20 A：一例室性心动过速的 V₁ 导联，V₁ 导联呈 rS 型，r 时间接近 40ms（2 小方），S 波有切迹支持室速。QRS 波 B：一例完全性左束支阻滞的 V₁ 导联，QRS 波同样呈 rS 型，但 r 波很宽，S 波较为光滑，并无特别的切迹。当然，这些依据 QRS 波形态学区分室速和室上速伴差异性传导的方法，都有不少例外，除根据个别导联进行判别外，还要结合整体图形、其他心电图表现进行综合判断。

④ 12 导联图形不符合典型右束支阻滞者，高度提示室速。

⊙ 左束支阻滞图形

① V₁ 导联 S 波有切迹或顿挫，支持室速；

② V₁ 导联起始 R 波间期 ≤ 30ms，QRS 波起始至 S 波底端间期 ≤ 70ms，提示为室上速伴差传；

③ V₁ 导联起始 R 波 >30ms，或 QRS 波起始至 S 波底端的间期 >70ms，提示室速（图 14-20）；

④ V₆ 导联 QRS 呈 qR 或 QS 型，强烈提示室速；

⑤ 左束支阻滞型宽 QRS 伴电轴右偏，提示室速；

⑥ 12 导联图形不符合典型左束支阻滞者，高度提示室速。

⊙ 胸前导联无 RS 波

胸导联 QRS 均无 RS 型，提示室速；如有 RS 型，若 RS 间距（从 R 波起始至 S 波谷底）>100ms，支持室速（图 14-21）。

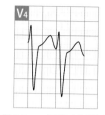

图 14-21 一例室性心动过速患者的 V₄ 导联，QRS 波呈 RS 型，RS>100ms。这种判别室速的方法亦是有不少例外，需要结合其他心电图指标和现象进一步确认或排除。

⊙ 肢体导联 QRS 图形

Ⅰ、Ⅱ、Ⅲ 导联 QRS 波均为负向，支持室速，电轴位于无人区。

⊙ QRS 波群电交替

多个导联出现宽 QRS 心动过速的振幅交替≥1mm，为房室折返性心动过速伴差传；单个导联出现为室速。

3. 室速鉴别方案

根据宽 QRS 心动过速患者心内电生理检查结果，对比宽 QRS 心动过速体表心电图，提出宽 QRS 心动过速心电图鉴别诊断如下。

⊙ Vi/Vt 方法

①多导联同步记录心电图；

②要测量 Vi、Vt 值必须选择心室激动 QRS 波群起点和终点清晰可认的导联。同步多导联心电图，选 QRS 波始点和终点明确的导联，从此点画直线以确定多

临床指引

高度提示室速的 ECG 指标

• 一些心电图指标高度提示室性心动过速，在一些室速鉴别流程中，最终也要落实到这几个指标，它们是：房室分离，心室融合波和心室夺获。

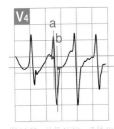

图 14-22　计算 Vi/Vt，选择 RS
分界清晰的导联。宽 QRS 心
动过速发作时，有基线时，先
确定基线，无基线时，需确定
QRS 波的起始点为基点，沿基
线或基点做一水平线，以
测量时在 QRS 波起始后
的时间点做垂直线，其与 40ms
波交点之间的幅度值（mV）为
Vi 值。Vt 值：测量时在 QRS
波程终点倒计 40ms 的时间点
做垂直线，其与 QRS 波交点之
间的幅度值（mV）为 Vt 值。
Vi/Vt 比值：用 Vi 与 Vt 的绝对
值相除可得到两者的比值。图
14-28 所示中 Vi 值（垂线 a）明
显小于 Vt 值（垂线 b），Vi/Vt
比值＜1，故支持室性 QRS 波的
诊断。

导联的始点和终点（图 14-22）；

　　③选择 QRS 波呈双相或多相波的导联，其 R 波要高且 S 波又深。以选择胸导联为主，多选用 V_3 导联，次之为 V_5 导联，再次之为 V_2 导联，个别也可选用肢体导联；

　　④ Vi 和 Vt 值取绝对值，不分正负；

　　⑤ Vi/Vt＜1 为室速；Vi/Vt＞1 为室上速伴差传。

　　方案局限性：①不适用于束支折返性心动过速、分支型室速及逆向型房室折返性心动过速等；②损害心肌的一些疾病如前间壁心肌梗死可能会导致 Vi 值减小从而影响诊断；③有时 QRS 波的起点与终点不易确定，会发生判断失误。

　　⊙ Brugada 四步法

　　Brugada 心电图四步法鉴别宽 QRS 波为室性心动过速的步骤为（图 14-23）：

　　①若所有胸导联均无 RS 波形，诊断为室性心动过速，否则进入第 2 步；

　　②胸前导联有 RS 型，RS 间期（R 波起始至 S 波谷底）时限 >100ms，诊断为室性心动过速，否则进入第 3 步；

　　③存在房室分离诊断为室性心动过速，否则进入第 4 步；

　　④心动过速呈类右束支阻滞型，

V_1、V_2 导联 QRS 波呈 R、QR、RS 型，V_6 导联呈 QR、QS 或 R/S<1；心动过速呈类左束支阻滞型，V_1、V_2 导联的 r 时限 >30ms 或 RS 时限 >70ms，S 波有明显切迹，V_6 导联呈 QR、QS 型，诊断为室性心动过速，否则诊断室上速。

若上述四步法不能鉴别诊断宽 QRS 心动过速为室速还是逆向性房室折返性心动过速，可进行下述 Brugada 三步法。

⊙ Brugada 三步法

Brugada 心电图三步法鉴别宽 QRS 波为室性心动过速的步骤为（图 14-24）：

① $V_4 \sim V_6$ 导联有明显的负向波诊断为室性心动过速，否则进入第 2 步；

② $V_2 \sim V_6$ 导联中有呈 QR 型，诊断为室性心动过速，否则进入第 3 步；

③有房室分离诊为室性心动过速；无房室分离为旁路参与的逆向型房室折返性心动过速。

⊙ Vereckei 四步法

Vereckei 四步法鉴别宽 QRS 波见图 14-25，具体内容如下：

①如果存在房室分离存在，诊断室性心动过速，分析停止；

②如果 aVR 导联起始部出现 R 波，

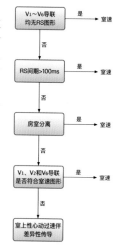

图 14-23 Brugada 四步法诊断室性心动过速，主要指标是胸前导联有无 RS 图形，RS 间期，房室分离和区分束支和类束支阻滞图形。

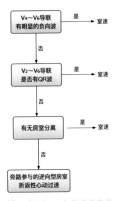

图 14-24 Brugada 三步法主要鉴别宽 QRS 波心动过速是否为室性心动过速或逆向型房室折返性心动过速。

临床指引

改良的 Brugada 四步法

• 主要是把第四步 QRS 波形态学鉴别束支阻滞或类束支阻滞的内容从原来依靠 V_1、V_2、V_6 导联 QRS 波形态学,改为依靠 aVF 导联 QRS 波形态学,即右束支阻滞图形者,aVF 导联 QRS 主波向下为室速,否则室上速;呈左束支阻滞图形者,aVF 导联 QRS 主波向上或呈 QS 型为室速,否则为室上速。

诊断室性心动过速,分析停止;

③如果宽 QRS 动过速的 QRS 波形态不同于典型束支或分支阻滞图形,诊断室性心动过速,分析停止;

④最后一步,Vi/Vt ≤ 1,诊断室速,Vi/Vt>1 诊断室上速。通过测量心电图上同一双相或多相 QRS 波群的起始 40ms(Vi)和终末 40ms(Vt)的电压变化。

第三节 心房颤动的心室内差性异传导、蝉联和室早、室速的鉴别诊断

心房颤动时,可以出现差异性传导、室性早搏、室性心动过速、药物对心电图的影响等效应,很多时候也涉及宽 QRS 波心搏的鉴别。

1. 心房颤动伴差传、蝉联

心房颤动伴差传、蝉联心电图特征:

①多见于心室率较快的时候;

②符合长 - 短周期现象或 Ashman 现象,但联律间期不等(图 14-26);

③宽 QRS 后多无类代偿间歇;

④ QRS 的起始向量与室上性基本一致。如果宽 QRS 波起始向量明显和基础心搏不同,则高度提示室性起源,例如基础心搏呈 qR 型,室性心搏呈 RS 型;

⑤心室率较快时,见到的宽大畸形 QRS 时限 <160ms。

2. 室早、室速的心电图特征

心房颤动背景下，室早和室速的心电图特征是（图14-27）：

（1）多见于心室率较慢时；

（2）有时也呈长 - 短周期现象或Ashman现象，但联律间期基本相等；

（3）宽QRS后有类代偿间歇；

（4）QRS初始向量与室上性往往不一致；

（5）QRS宽大畸形时限>160ms，多数为室早；

（6）构成固定联律的，如二联律、三联律等，多数是室早。

房颤伴差传、蝉联和室早、室速的鉴别诊断除了可用以上几点外，还包括宽QRS心动过速鉴别诊断的Vi/Vt方法、额面QRS电轴、胸前导联QRS波同向性、右束支阻滞图形、左束支阻滞图形、胸前导联无RS波、肢体导联QRS图形等指标鉴别。

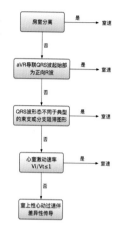

图 14-25 Vereckei 四步法鉴别诊断室性心动过速的步骤，主要鉴别指标是房室分离、aVR导联QRS波图形，其他导联QRS波形态和心室除极速率。

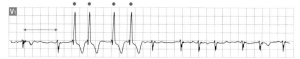

图 14-26 心电图诊断：心房颤动伴差异性传导。P 波消失，代之大小、形态、频率不一的房颤波，心室律绝对不齐。红色圆圈标注的是四个宽大畸形的 QRS 波群，QRS 波呈 rsR' 波，R' 振幅＞s 振幅，QRS 波初始向量与基础 QRS 波相同，都呈 r 波，节律不齐，其后无明显类代偿间歇，符合完全性右束支阻滞图形。第 4 个红色圆圈后，QRS 波形态恢复正常，无明显长代偿间歇。为什么会发生四个连续的差异性传导？仔细观察心电图条，在差异性传导发生前，有一个最长的 R-R 间间（红色箭头所示）。束支不应期跟随心率搏动，RR 间期越长，束支不应期越长，之后过早出现的 QRS 波提前发生，容易落在束支的相对不应期中，形成差异性传导，这种长 - 短周期序列又称为 Ashman 现象。

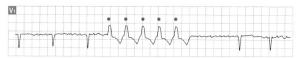

图 14-27 心电图诊断：心房颤动，短阵室性心动过速。红色圆圈标注的是宽 QRS 波，连续五个出现，QRS 波呈 R 型，基础房颤的 QRS 波呈 QS 型，两者起始向量不同，支持宽 QRS 波室性起源；另一方面，宽 QRS 波心动过速的节律匀齐，其后有类代偿间歇，也支持室性起源。心房颤动的心室伴绝对不规整有时也有助于区别心房颤动下传 QRS 波和室性心动过速。

■ 程硕韬

深圳市孙逸仙心血管医院

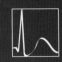

第 15 章

心脏阻滞

心脏传导系统由不同类型特殊分化的心肌细胞组成，包括窦房结、结间束、房间束、房室结、希氏束、束支及分支和浦肯野纤维网。心脏传导系统的各个部分都可以发生传导紊乱，有时单独发生，有时多处传导紊乱合并出现，导致发生复杂心律失常。

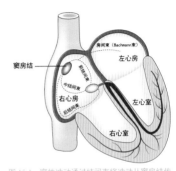

图 15-1　窦性冲动通过结间束将冲动从窦房结传递给房室结。结间束主要有三条，前结间束沿房间隔下传途中要分出一个细支，把右心房的冲动传递至左心房，即房间束（Bachmann 束）。后结间束阻滞导致右房内窦性冲动传导障碍，产生高尖 P 波，房间束阻滞导致心房间传导障碍，产生双峰宽 P 波。

第一节　心房内阻滞

窦房结发出的激动经结间束传至房室结，同时沿房间束传至左心房（图 15-1）。当结间束与房间束传导障碍时，激动在心房内传导延迟或中断，称为心房内阻滞。

1. 不完全性房间束阻滞

不完全性房间束阻滞是指窦性冲动从右心房经房间束传导至左心房，但传导延迟，出现双峰、宽阔 P 波。

同次同导联在心率、节律不变时，出现间歇性 P 波增宽 >110ms，P 波呈双峰，峰间距大于 40ms，超声和 X 线无左心房肥大证据（图 15-2）。

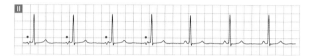

图 15-2　心电图诊断：窦性心律，间歇性不完全性房间束阻滞。窦性心律，频率 63 次 / 分，在心率稳定的情况下，我们观察到心电图 P 波发生变化，初期四个 P 波增宽（120ms），双峰，峰-峰间距 >40ms，考虑间歇性不完全性房间束阻滞。P 波改变的图形实际是左心房异常，左心房异常的原因包括解剖、电学以及两者兼而有之，但患者瞬间变化，解剖原因可能性小（试想扩大的左心房可能在数秒内恢复正常吗？），更多考虑电学原因，即不完全性房间阻滞。

2. 不完全性右房内或后结间束阻滞

不完全性右房内或后结间束阻滞的心电图表现为同次同导联在心律节律不变时，出现间歇性 P 波振幅增加，II、III、aVF 导联 >2.5mm，V_1 导联振幅 >2mm，即间歇性出现高尖 P 波，超声和 X 线无右心房肥大证据。

短时间内 P 波振幅波动通常属于电学原因。

3. 交替性房间束和后结间束阻滞

交替性房间束和后结间束阻滞的心电图罕见，主要表现是同次同导联在心率、节律不变时，P 波增宽和振幅增加交替出现。超声和 X 线无心房肥大证据。

4. 完全性房间束阻滞

完全性房间束阻滞时，右心房激动不能通过房间束传导并激动左心房，右心房先从上至下，产生前半部正向P波，然后激动通过房间隔逆行激动左心房，产生后半部负向P波，心电图在Ⅱ、Ⅲ、aVF导联出现正负双向P波（图15-3）。

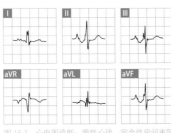

图15-3 心电图诊断：窦性心律，完全性房间束阻滞。注意观察心电图Ⅱ、Ⅲ、aVF导联P波呈正、负双向，这是完全性房间束阻滞的典型心电图特征，Ⅰ导联可见双峰P波。完全性房间阻滞是心房内电学紊乱的一个标志，患者容易发生心房颤动等快速房性心律失常。

第二节 房室阻滞

由于房室传导系统的绝对不应期和相对不应期出现延长，导致本应下传的冲动传导缓慢或中断，称为房室阻滞。

1. 一度房室阻滞

一度房室阻滞时，每一个心房激动都能下传心室，但传导延缓，即PR间期延长。心电图特点是：PR>200ms，心房的激动都能下传心室（图 15-4）。

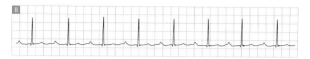

图 15-4 心电图诊断：窦性心律，一度房室阻滞。每个窦性 P 波都下传心室，产生 QRS 波，但 PR 间期延长，接近 320ms

一度阻滞部位约 90% 在房室结，其余发生在希氏束及束支部位。一度房室阻滞本身不需要治疗，但应随访心电图，如果进展为高度房室阻滞，则要接受起搏器治疗。

▋ 2. 二度房室阻滞

二度房室阻滞时，部分心房激动下传心室，部分心房激动被阻滞。二度房室阻滞根据 PR 间期关系分为：

◉ 二度 I 型房室阻滞

二度 I 型房室阻滞，又称莫氏 I 型或文氏现象，心电图特点是：

①PR 间期逐搏延长，直至 P 波不能下传心室（图 15-5）；

②脱落前的 RR 间期逐渐缩短；

③长 RR 间期小于最短 RR 间期的 2 倍。

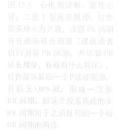

图 15-5 心电图诊断：窦性心律，二度 I 型房室阻滞。红色箭头所示为 P 波。注意 PR 间期存在逐搏延长趋势（建议读者自行测量 PR 间期，并计算 PR 逐长增量，看看有什么规律）。红色箭头最后一个 P 波被阻滞，其后无 QRS 波，形成一次长 RR 间期，但这个脱落造成的长 RR 间期短于之前任何一个短 RR 间期的两倍

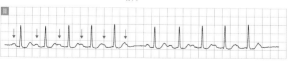

二度Ⅰ型阻滞部位约80%在房室结，其余发生在希氏束及束支部位。二度Ⅰ型房室阻滞本身亦不需要治疗，随访心电图或严密监测住院患者心电演变。

⊙ 二度Ⅱ型房室阻滞

二度Ⅱ型房室阻滞又称莫氏Ⅱ型，心电图特点是 PR 间期固定，突然发生 P 波未能下传，形成心室脱落（图15-6）。

二度Ⅱ型房室阻滞的阻滞部位大多数在希氏束和束支。

⊙ 2:1 房室阻滞

心房激动呈 2:1 下传心室，绝大多数 PR 间期正常。可由二度Ⅰ型或二度Ⅱ型房室阻滞演变而来，需要鉴别诊断（图15-7）。如果长程心电图未记录到二度Ⅰ型或二度Ⅱ型房室阻滞，直接诊断 2:1 房室阻滞，因为判断二度Ⅰ型或二度Ⅱ型房室阻滞需要连续 2 个下传的 PR 间期。

⊙ 高度房室阻滞

大多数 P 波不能下传，往往出现次

图 15-6 心电图诊断：窦性心律，二度Ⅱ型房室阻滞。红色箭头所示为被阻滞的 P 波，注意脱落前两个心搏的 PR 间期固定，脱落形成的长 RR 间期是基础短 RR 间期的两倍，诊断二度Ⅱ型房室阻滞。

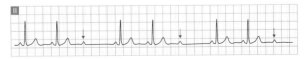

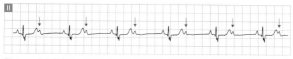

图 15-7 心电图诊断：窦性心律，2:1 房室阻滞，窭相性窦性心律不齐。夹有 QRS 波的 PP 间期与不夹 QRS 波的 PP 间期相比，相差接近 160ms，诊断窭相性窦性心律不齐。每 2 个 P 波中只有 1 个下传心室，另一个被阻滞（绿色箭头所示）。

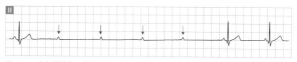

图 15-8 心电图诊断：窦性心动过缓，高度房室阻滞。箭头所示四个 P 波连续被阻滞，其间无 QRS 波产生，指示次级起搏点的功能也较差，心室停搏时间长达 3s 以上，临床将会出现晕厥症状。

级节奏点的被动性逸搏或逸搏心律。出现 3:1、4:1 等以上的阻滞（图 15-8）。

阻滞部位几乎在希氏束和束支，预后不佳，需要植入人工心脏起搏器。

⊙ 几乎完全的房室阻滞

绝大部分 P 波不能下传，偶见 P 波下传。阻滞部位几乎全在希氏束和束支。

3. 三度（完全性）房室阻滞

三度房室阻滞时，每一个房性激动都不能下传心室，心房由窦性节律或房性节律控制，心室由交界性或室性逸搏节律控制，心房和心室无关，心电图特点是：

①心房与心室各自激动，呈完全的

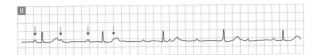

房室分离（图15-9）；

②心房率快于心室率；

③心室率缓慢，20～60次/分，为交界性逸搏心律或室性逸搏心律；

④逸搏心律如果呈窄QRS波，提示阻滞点位于希氏束分叉部以上层面；如果呈宽QRS波波，提示阻滞点位于希氏束分叉部以下层面（图15-10）。

图15-9　心电图诊断：窦性心律，交界性逸搏，三度房室阻滞。窦性P波频率94次/分，交界性逸搏频率39次/分，P波与QRS无关，即PR间期不固定，诊断三度房室阻滞。QRS波呈窄QRS波，提示阻滞层面位于希氏束分叉部以上。红色箭头标示出部分P波。

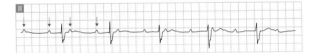

交界性逸搏相对比较稳定，但频率响应能力不及窦房结。逸搏节律的QRS波越宽，频率越慢，提示次级起搏点越靠下，逸搏节律越不稳定。

⑤心室率较快者，长程记录心电图，如果多次P波在前面一个基本心室律时相分期的舒张中晚期（详见早搏时相的分期）仍未能夺获心室，基本可以诊断为完全性房室阻滞。（干扰性房室分离脱节的心电图特点是在前一心动周期脱

图15-10　心电图诊断：窦性心律，室性逸搏，三度房室阻滞。窦性P波频率115次/分，交界性逸搏频率50次/分，P波与QRS无关，即PR间期不固定，诊断三度房室阻滞。QRS波呈宽QRS波，提示阻滞层面位于希氏束分叉部以下。红色箭头标示出部分P波。

临床指引

三度房室阻滞的晕厥

• 三度房室阻滞患者发生晕厥主要有两个原因：①逸搏节律不稳定，出现长时间的心室停搏；②合并恶性室性心律失常。无论哪种情况，都需要植入人工心脏起搏器。

图 15-11 心电图诊断：窦性心律，完全性右束支阻滞，QRS 波间期 140ms，V_1 导联呈 rSR' 型模式（俗称 M 型），R' 振幅 > r振幅，I、V_5、V_6 导联可见宽而不深的 S 波，S 波方向与 QRS 波起始成分方向相反，例如 V_1 导联 QRS 波起始成分是 R 波，S 波倒置，V_1 导联为 S 波，T 波直立。

离不应期即可夺获心室，呈逸搏 - 夺获现象）。

第三节 室内阻滞

发生在希氏束分叉部以下的心脏阻滞，称为室内阻滞，包括束支阻滞（右束支阻滞、左束支阻滞、左前分支阻滞、左后分支阻滞）和末梢纤维型阻滞，经常出现复杂的组合。

1. 单侧束支阻滞

⊙ 完全性右束支阻滞

完全性右束支阻滞时，心室内冲动先激动左侧室间隔，左心室激动期间，冲动穿室间隔激动右心室，此过程属于心肌 - 心肌传导，比经正常束支传导速度慢，故 QRS 波增宽。心电图特点是（图 15-11 和图 15-12）：

① PR 间期正常；

② QRS 时间 ≥ 120ms；

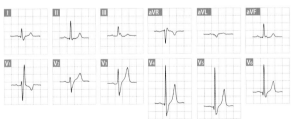

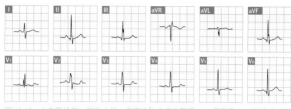

图 15-12　心电图诊断: 窦性心律, 不完全性右束支阻滞。V₁ 导联呈 rsR′ 型模式 (即 M 型), R′ 振幅 >r 振幅, I、aVL、V₅、V₆ 导联可见 S 波。QRS 波间期 110ms, 诊断不完全性右束支阻滞。

③ V₁ 导联呈 rsR′ 型; I、II、aVL、V₅、V₆ 导联有宽而浅的 S 波;

④常伴继发性 ST-T 改变;

⑤ QRS 形态呈右束支阻滞图形, 但时限 <120ms, 为不完全性右束支阻滞。

⊙ 完全性左束支阻滞

完全性左束支阻滞时, 心室内冲动先激动右侧室间隔, 右心室激动期间, 冲动穿室间隔激动左心室, 此过程属于心肌 - 心肌传导, 比经正常束支传导速度慢, 故 QRS 波增宽。心电图特点是 (图 15-13 和图 15-14):

① PR 间期正常;

② QRS 时间 ≥ 120ms;

③ V₅ ～ V₆、I、aVL 导联 R 波粗钝无 q 波; V₁ 导联呈宽而深的 rS、QS 型;

④常伴继发性 ST-T 改变;

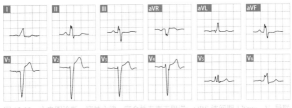

图 15-13 心电图诊断：窦性心律，完全性左束支阻滞，QRS 波间期 120ms，V₁ 导联呈 QS 型，V₁~V₃ 导联 R 波递增不良，I、II、V₅、V₆ 导联 R 波低钝，粗钝伴切迹。

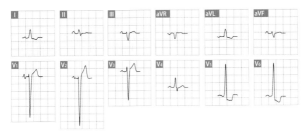

图 15-14 心电图诊断：窦性心律，不完全性左束支阻滞，ST-T 改变，V₁ 导联呈 QS 型，V₁~V₃ 导联 R 波递增不良，I、II、aVL 导联 R 波低钝，粗钝，QRS 波升支除极缓慢，QRS 波间期 100ms，考虑不完全性左束支阻滞。

⑤ QRS 形态呈左束支阻滞图形，但时限<120ms 时，为不完全性左束支阻滞。

■ 2. 单侧分支阻滞

左束支在室间隔处要分为左前分支和左后分支，左前分支支配左心室前壁、前乳头肌和室间隔前部，左后分支支配左心室后壁、后乳头肌和室间隔后部。

⊙ 左前分支阻滞

左前分支阻滞的心电图特点是：

①心电轴左偏- 45°～- 90°；

② I 、aVL 导联呈 qR 型，但 q 波时限不超过 20ms，$R_{aVL} > R_I$ ； II 、 III 、aVF 导联呈 rS 型，$S_{III} > S_{II}$（图 15-15）；

③QRS 不增宽或轻度增宽，一般<110ms；

④单纯的左前分支阻滞，胸前导联QRS 波无明显改变。

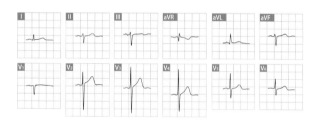

⊙ 左后分支阻滞

左后分支阻滞的心电图特点是：

①心电轴右偏+ 90°～+ 120°；

② I 、aVL 导联呈 rS 型，$S_{aVL} > S_I$ ； II 、 III 、aVF 导联呈 qR 型，q 波时限一般不超过 20ms，$R_{III} > R_{II}$（图 15-16）；

③QRS 不增宽或轻度增宽，一般

图 15-15 心电图诊断：窦性心律，左前分支阻滞。电轴左偏-72°， II 、 III 导联 QRS 波呈 rS 型，$S_{III} > S_{II}$； I 、aVL 导联呈 qR 型，$R_{aVL} > R_I$，QRS 波间期 80ms，符合左前分支阻滞图形。

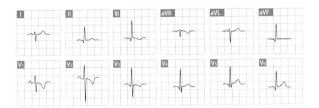

图 15-46 心电图诊断：窦性心
律，左后分支阻滞。电轴右偏
(110)，Ⅱ、Ⅲ 导联 QRS 波呈
qR 型，$R_Ⅲ > R_Ⅱ$；Ⅰ、aVL 导
联呈 rS 型，$S_Ⅰ > S_Ⅱ$，QRS 波
间期 100ms，符合左后分支阻
滞图形。

图 15-47 心电图诊断：窦性心
动过速，完全性右束支阻滞合
并左前分支阻滞。QRS 波间期
120ms，V_1 导联呈 rsR′，V_3、
V_6、Ⅰ、Ⅱ 等导联可见宽而不
深的 S 波，支持完全性右束支
阻滞；Ⅱ、Ⅲ 导联呈 rS 形，
$S_Ⅲ > S_Ⅱ$，Ⅰ、aVL 导联呈 qR 型，
$R_{aVL} > R_Ⅰ$ 导联，支持左前分支阻
滞。

$< 110ms$；

④单纯的左后分支阻滞，胸前导联
QRS 波无明显改变。

3. 双分支阻滞

双分支阻滞主要是指右束支阻滞合
并左前分支阻滞或左后分支阻滞两种情
况，束支病变程度比单侧束支阻滞严重。

⊙ 右束支阻滞合并左前分支阻滞

右束支阻滞伴左前分支阻滞时，两
种阻滞图形共存，心电图特点是：

①V_1 导联呈 rsR′ 型，Ⅰ、Ⅱ、aVL、
V_5 导联有宽顿 S 波（图 15-17）；

②QRS 时间 ≥ 120ms；

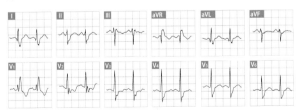

③心电轴左偏- 45°～- 90°；

④Ⅰ、aVL 导联呈 qR 型，Ⅱ、Ⅲ、aVF 导联呈 rS 型，$S_Ⅲ > S_Ⅱ$；

⑤常伴继发性 ST-T 改变。

⊙ **右束支阻滞合并左后分支阻滞**

右束支阻滞伴左后分支阻滞时，两种阻滞图形共存，心电图特点是：

①V_1 导联呈 rsR′ 型，Ⅰ、Ⅱ、aVL、V_5 导联有宽顿 S 波（图 15-18）；

②QRS 时间≥ 120ms；

③心电轴右偏+ 90°～+ 120°；

④Ⅰ、aVL 导联呈 rS 型，$S_{aVL} > S_Ⅰ$；Ⅱ、Ⅲ、aVF 导联呈 qR 型，$R_Ⅲ > R_Ⅱ$；

⑤常伴继发性 ST-T 改变。

图 15-18　心电图诊断：窦性心动过速，完全性右束支阻滞合并左后分支阻滞。QRS 波间期 120ms，V_1 导联呈 rsR′，V_5、Ⅰ、Ⅱ等导联可见宽而不深的 S 波，支持完全性右束支阻滞；Ⅱ、Ⅲ 导联呈 qR 形，$R_Ⅲ > R_Ⅱ$，Ⅰ、aVL 导联呈 rS 型，$S_{aVL} > S_Ⅰ$ 导联，支持左后分支阻滞。完全性右束支合并左后分支阻滞较合并左前分支阻滞少见。

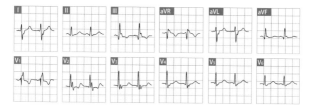

4. 双束支阻滞

左、右束支主干同时发生阻滞，根据阻滞程度（一度、二度、三度）、传导速度、传导比例以及同步与否有很多不同组合。其心电图特征为：

①一度房室阻滞：PR 间期延长，QRS 时限正常，可能为双侧束支同时发生延迟程度相同的一度阻滞，很难与一度房室阻滞鉴别。

②一度房室阻滞伴束支阻滞：可能为双侧束支同时发生传导延迟程度不同的一度阻滞；或一侧束支一度阻滞，对侧束支三度阻滞（图 15-19）。

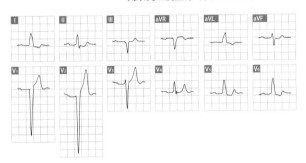

图 15-19 心电图诊断：窦性心律，双束支阻滞（一度右束支阻滞合并三度左束支阻滞）
心电图基础图形呈完全性左束支阻滞，V₁ 导联呈 rS 型，Ⅰ、aVL、V₅、V₆ 导联 R 波切迹，QRS 间期 130ms，值得注意的是 PR 间期显著延长至 260ms，提示右束支亦存在传导延长，实际为双束支阻滞。心电图表现为一度房室阻滞+单侧束支阻滞图形组合，实际多为双束支阻滞。

③2:1 房室阻滞：PR 间期正常，QRS 时限正常，可能是双侧束支同时发生同步 2:1 阻滞所致。

④2:1 房室阻滞伴束支阻滞：一侧束

支三度阻滞，对侧束支 2:1 阻滞；或双侧束支传导速度不等，一侧传导延缓，但同步 2:1 阻滞（图 15-20）。

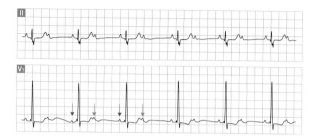

5. 三分支阻滞

右束支、左前分支、左后分支均发生传导障碍。因阻滞程度不同可有多种心电图表现。

①完全性房室阻滞：三分支均为三度阻滞；

②右束支和左前分支阻滞伴 PR 间期延长或二度房室阻滞（图 15-21）；

③右束支和左后分支阻滞伴 PR 间期延长或二度房室阻滞；

④左前分支阻滞伴 PR 间期延长或二度房室阻滞；

⑤左后分支阻滞伴 PR 间期延长或二度房室阻滞；

⑥间歇性或交替出现右束支阻滞、

图 15-20　心电图诊断：窦性心律，三度右束支阻滞合并 2:1 左束支阻滞，室相性窦性心律不齐。窦性心律，部分夹有 QRS 波的 PP 间期与不夹 QRS 波的 PP 间期相差接近 160ms，诊断室相性窦性心律不齐。P 波呈 2:1 下传心室，红色箭头所示为下传 P 波，绿色箭头所示为被阻滞 P 波。下传 QRS 在 V₁ 导联呈 rsR′ 形，QRS 间期 120ms，II 导联可见宽 S 波，诊断完全性右束支阻滞，激动经左束支下传。由此，我们可以推测右束支恒定发生三度阻滞不能下传，窦性冲动 2:1 通过左束支下传，当左束支传导中断时，发生 QRS 波脱落，实际为双束支阻滞图形。

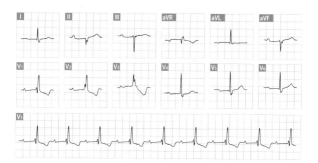

图 15-23　心电图诊断：窦性心律，三度右束支阻滞合并右前分支分支阻滞，一度左前分支阻滞，窦性心律，心率 87次/分，PR 间期 320ms，QRS 波形态呈完全性右束支阻滞和右前分支阻滞图形，无 QRS 波脱落。提示右束支和右前分支存在相应的三度阻滞，窦性冲动通过左后分支下传激动心室；PR 显著延长，进一步提示冲动在经过左后分支传导时，也存在显著退缩，心电图亦呈三分支阻滞。当然，如果直接诊断为窦性心律，一度房室阻滞，完全性右束支阻滞合并右前分支阻滞亦是可以的，其是存在右束支阻滞的基础上，更倾向于单分支阻滞的诊断模式。

左前分支阻滞、左后分支阻滞。

在房室阻滞的图形基础上，如果 QRS 波呈现束支阻滞图形并发生 QRS 波脱落时，分析更倾向于阻滞层面发生在束支，当然亦有可能在房室交界区和希氏束，具体部位需要心内电生理检查详细确认。

6. 非特异性室内传导障碍

非特异性室内传导障碍是指心电图各 QRS 时限 ≥ 110ms，但不呈左束支阻滞或右束支阻滞或分支阻滞图形，QRS 波通常伴切迹、钝挫（图 15-22 和图 15-23）。

非特异性室内传导障碍的阻滞层面在浦肯野纤维或心室肌细胞水平，多提示心肌存在弥漫性严重病变。

抗心律失常药物过量引起心肌显著

的传导异常，也会出现非特异性室内传导障碍。另一个特殊的例子是高钾血症时引起的宽 QRS 波，亦呈非特异性室内传导障碍。

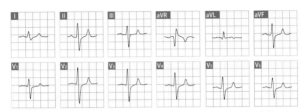

图 15-22　心电图诊断：窦性心律，非特异性室内传导障碍，T 波改变。窦性 P 波，PR 间期 160ms。值得注意的是 QRS 波间期增宽至 120ms，但图形不呈左束支阻滞图形、右束支阻滞图形和分支阻滞图形，考虑为非特异性室内传导障碍。

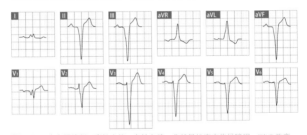

图 15-23　心电图诊断：窦性心律，电轴左偏，非特异性室内传导障碍，ST-T 改变。QRS 间期增宽至 160ms，但形态不呈左束支阻滞和分支阻滞模式，考虑非特异性室内传导障碍。

■ 杜华安

重庆医科大学附属第二医院

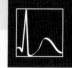

第16章

疾病与心电图

第一节 心肌病

临床指引

肥厚型心肌病的病理解剖

• 肥厚型心肌病的心肌肥厚呈不对称或对称性肥厚，以室间隔肥厚为主，也可有左室游离壁肥厚、心尖部肥厚。根据左室流出道有无梗阻，分为梗阻型和非梗阻型。

• 肥厚型心肌病的左心室或双心室存在心肌变性、坏死和纤维化，部分心肌细胞代偿性肥大、排列紊乱，心内膜不规则肥厚，最终导致心脏明显扩大、增重、心室壁变薄，心肌收缩功能下降，排出量减少，进而发生心力衰竭。

• 肥厚型心肌病是运动员猝死的常见心脏疾病之一。

1. 肥厚型心肌病

肥厚型心肌病是指并无导致心肌异常的负荷因素（高血压、瓣膜病等）存在，而发生的心室壁增厚或质量增加。

肥厚型心肌病的心电图特点主要是异常 Q 波和 T 波改变，两者可以单独出现，亦可以同时出现。

⊙ 室间隔肥厚型心肌病

室间隔肥厚型心肌病的心电图特点有（图 16-1）：

①左心室肥厚的心电图特征；

②下壁 II、III、aVF，侧壁 I、aVL，左胸导联 $V_4 \sim V_6$ 有窄而深的异常 Q 波，Q 波间期一般 <40ms，但深度 >1/4 同导联 R 波振幅；

③ST-T 改变，T 波可以低平、浅倒置和深倒置；

④传导系统障碍：非特异性室内传导障碍时，QRS 波增宽 >120ms；

⑤P 波增宽；

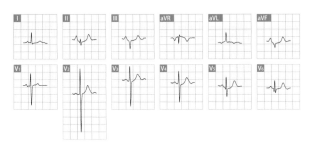

⑥伴发各种心律失常。

⊙ 左室壁肥厚型心肌病

左室壁肥厚型心肌病心电图特点有：

①Ⅰ、aVL、Ⅱ、Ⅲ、aVF、V₄～V₆导联R波异常增高。

②R波增高的导联ST段显著持续下降可达3mm左右，T波双向或倒置。

⊙ 心尖部肥厚型心肌病

心尖部肥厚型心肌病心电图特点有：

①左室高电压：V₄～V₆导联R波增高；V₄导联R波异常升高，常>40mm。

②V₃～V₆导联有深尖倒置的T波，QRS波时限大多正常（图16-2）。

2. 扩张型心肌病

扩张型心肌病是指无引起整体收缩功能障碍的异常负荷因素（高血压、瓣膜病等）或冠脉疾病存在，而发生的左

图16-1　心电图诊断：窦性心律，电轴左偏，右房异常，异常Q波，见于Ⅱ、Ⅲ、aVF、V₅和V₆导联，请结合临床。患者为41岁女性，超声心动图证实肥厚型心肌病。注意患者多导联出现异常Q波，时限多不超过40ms（Ⅲ、aVF导联因QRS波呈QS型倒外）。此关心电图容易误诊为陈旧性心肌梗死，结合病史和超声心动图可明确诊断。

临床指引

超声心动图

• 一些疾病，特别是心脏疾病，引起心电图改变时，如果存在鉴别诊断，不妨读一读患者的超声心动图报告，或者了解患者所患何病，能够帮助诊断，例如心肌病、先天性心脏病、房室肥大等。

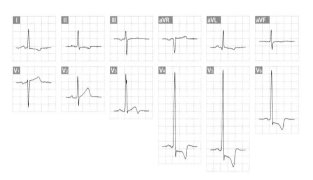

图 16-2　心电图诊断：窦性心律，电轴左偏，左心室肥厚伴ST段改变。该例心电图取自一位 53 岁男性，超声心动图证实心室腔扩大心肌病，主要心电图特点是 $V_1 \sim V_6$ 导联左心室高电压，V_5 导联 R 波电压高达 50mm，V_1 导联 R 波振幅高达 35mm，ST 段压低 ≥ 2mm，$V_4 \sim V_6$ 导联 T 波倒置

室扩张合并左室收缩功能障碍的疾病，伴或不伴右室扩张和功能障碍。临床上，扩张型心肌病以心腔扩大伴射血分数下降，进行性心力衰竭为主要特征。

扩张型心肌病的心电图表现纷繁复杂，既有结构异常、传导紊乱，也有复杂心律失常，一些心电图特点如下：

①P 波异常：P 波增宽、增高，反映了左、右心房扩大或双侧心房扩大；

②左室面导联 R 波电压增高，ST 段下降、T 波低平切迹、双向或倒置，提示左室扩大；

③异常 Q 波，见于 Ⅰ、aVL、Ⅱ、Ⅲ、aVF、$V_4 \sim V_6$ 导联，部分病例 $V_1 \sim V_2$ 出现 QS 波（图 16-3）；

④束支阻滞的发生率高达 30%。常表现为特宽型左束支或右束支阻滞。右

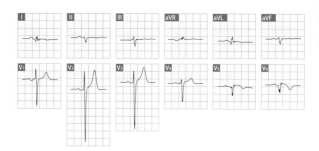

束支阻滞可伴电轴右偏，左束支阻滞伴电轴右偏被认为是扩张型心肌病的心电图特征（图16-4）；

⑤Q-T间期及 Q-Tc 延长；

⑥常见室性早搏，室性早搏的 QRS 时间 ≥ 140ms 者常见，半数以上有频发多源性室性早搏；

⑦室性心动过速的发生率高达 50% 以上；

⑧其它心律失常有房室阻滞、房性早搏、房性心动过速、心房扑动与心房纤颤等。

3. 限制型心肌病

限制型心肌病是指心内膜下心肌纤维化，心室舒张受限。病理生理学特点是心肌僵硬度增加，左心室充盈受限，心室压力显著升高而心室容积仅轻度增加。限制性心肌病的心电图无特殊性，

图16-3 心电图诊断：窦性心律，左心房异常，病理性 Q 波，见于 I 、aVL、V₁ ~ V₅ 导联，ST-T 改变，肢体导联低电压。请结合临床。窦性心律，P 波增宽至 120ms，部分导联出现尖峰；多导联出现病理性 Q 波，Q 波时间 >40ms，振幅 >同导联 R 波振幅 1/4，酷似陈旧性心肌梗死。此例心电图来自一位 36 岁的男性，超声心动图证实扩张型心肌病。

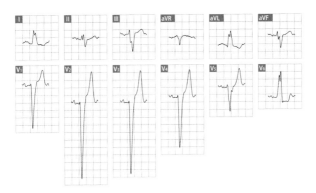

图 16-4 心电图诊断：窦性心律，电轴左偏，完全性左束支阻滞。一例扩张型心肌病患者，心电图 QRS 波增宽接近 180ms，呈典型完全性左束支阻滞图形。

主要表现有（图 16-5）：

①QRS 时间延长；

②QRS 低电压，长期随访可发现胸前导联 QRS 电压进行性降低；

③ST-T 改变；

④QT 间期延长；

⑤部分患者出现异常 Q 波；

图 16-5 心电图诊断：窦性心律，完全性右束支阻滞，低电压。V_1 导联 QRS 波呈 rsR' 波形，I、V_6 等导联可见宽 S 波，$V_1 \sim V_6$ 导联存细测量 QRS 波时限 120ms，诊断完全性右束支阻滞。值得注意的是全导联 QRS 波均呈低电压表现。

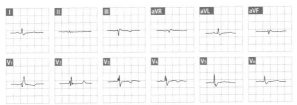

⑥P波电压增加，心房显著扩大；

⑦房室阻滞、束支阻滞等；

⑧心房颤动。

4. 致心律失常右室心肌病

致心律失常右室心肌病是指右室局部或整体功能障碍，伴或不伴左室疾病，同时有组织学证据和（或）符合相应标准的心电图异常表现。组织学表现为右室心肌被脂肪和纤维组织逐步取代。

致心律失常右室心肌病的心电图特点有：

①右心室扩大；

②右胸导联 QRS 结束部和 ST 段起始部的连接处特有的 Epsilon 波（图16-6）；

③完全性右束支阻滞或 QRS 低电压，QRS 时限 ≥ 110ms；

④ $V_1 \sim V_4$ 导联 T 波倒置；

⑤电轴左偏；

⑥快速性室性心律失常来源于右心室，室速呈类左束支阻滞图形（图16-7）。超声心动图提示右心室扩大，心电图提示右心室起源的室性早搏或室性心动过速，要进一步排查致心律失常右室心肌病。心脏磁共振可发现右室组织学病变。

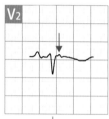
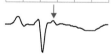

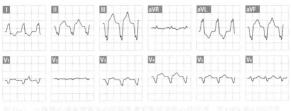

图16-7 一例致心律失常右室心肌病患者发生的室性心动过速，宽QRS波心动过速，Ⅴ₁导联QRS波呈QS型，Ⅰ、aVL导联呈相应切迹R波，提示来自间隔部位

第二节 遗传性心电疾病

围产期心肌病

扩张型心肌病的另一种形式是围产期心肌病，表现为妊娠最后1个月或分娩后5个月内出现心衰症状，多见于30岁以上的妇女，与妊娠高血压、双胎妊娠和应用宫缩抑制剂治疗相关。

围产期心肌病的心电图特点有：

• 心房异常；

• 左心室或右心室扩大；

• QRS低电压；

• 电轴左偏，偶有电轴右偏；

• 束支阻滞和分支阻滞；

• 心律失常有室性早搏、房性早搏、房性心动过速、心房扑动或心房纤颤。

1. 短QT综合征

短QT综合征为钾通道病，临床特点是QT间期、心室和心房有效不应期明显缩短，胸前导联T波对称性高尖，心脏结构无明显异常，伴发阵发性心房颤动、室性心动过速、心室颤动等心律失常，反复发作晕厥和心源性猝死。

短QT综合征根据心电图表现分为三种类型：A型ST段与T波均缩短；B型以T波缩短为主；C型以ST段缩短为主（图16-8）。心电图特点有：

①QT间期明显缩短，其QTc间期<300ms；

②短QT间期缩短无频率适应性（生理情况下，QT间期具有频率适应性，即QT间期随心率加快而缩短）；

③胸前导联T波高尖对称；

④常伴有 ST 段缺失；

⑤心室有效不应期明显缩短，常<170ms，心室易损性增加，易致室颤；

⑥心房有效不应期明显缩短常伴有阵发性心房颤动。

诊断遗传性短 QT 综合征还需排除继发性短 QT 综合现象，例如洋地黄药物效应、高钾血症等。

■ 2. 长 QT 综合征

遗传性长 QT 综合征目前已经发现15 种，是一种离子通道疾病，包括钾通道、钠通道、钙通道以及通道相关膜蛋白基因突，以心电图 QT 间期延长为特征，是临床伴有晕厥、猝死及先天性耳聋或听力异常的综合征。

长 QT 综合征的心电图特点有：

① QT 间期延长：QT 间期延长有性别差异，女性的 QTc ≥ 480ms，男性的 QTc ≥ 470ms（图 16-9）；

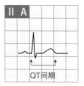

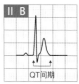

图 16-8 短 QT 综合征。A：正常 QT 间期。B：短 QT 间期，可见 QT 间期缩短，T 波高尖。

图 16-9 心电图诊断：窦性心律，长 QT 间期，请结合临床。注意此例心电图最典型的特征是 QT 间期延长，特别是 V_3 导联接近 600ms。很多长 QT 综合征由于 T 波宽大、宽阔，T 波终支缓慢融合于基线，不易估计 T 波终末部；如果合并 U 波增大，亦可直接诊断 QT-U 间期延长。

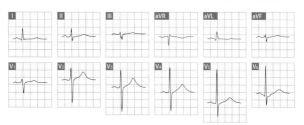

继发性长 QT 综合征

• 诊断遗传性长 QT 综合征，临床必须除外继发性长 QT 综合征，例如电解质紊乱、药物中毒、心肌缺血、心肌炎症、脑血管意外等，因为当诱因去除后，心电图恢复正常，不遗留临床问题；而遗传性长 QT 综合征，如果反复发生晕厥，需要及时植入 ICD。

② QT 间期的频率适应性减弱或消失，即运动时 QT 间期不缩短，后一个心搏更容易落在前一个心动周期的易颤期，自发性引起恶性室性心律失常；

③ T 波常宽大伴有切迹，也可表现为高尖、双向或宽大倒置的 T 波，形态常发生改变；

④ 多伴有异常 U 波，出现 T-U 融合，使 Q-T 间期延长更为明显（图 16-10）；

⑤ 常见室性早搏、尖端扭转型室性心动过速、心室颤动、心室停搏等。

3. Brugada 综合征

右心室心外膜细胞、中间心肌细胞（M 细胞）和心内膜细胞的复极 1 期末的电不均一性和 Brugada 综合征所致的恶性心律失常密切相关。猝死的发生多在夜间睡眠时，心脏事件记录到的心电图表现为多形性室速或室颤，复苏后有较高的复发率。

图 16-10 心电图诊断：窦性心律，长 Q-T 间期，请结合临床（如频率适应性 QT 间期延长接近 320ms，值得注意的是 I 导 T 波非常高大，但非患者特异性检查提示患者临床危急无异常，临床并无明显室性心律失常，考虑先天性长 Q-T 综合征）

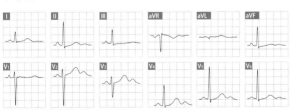

（1）心电图和临床诊断要点

①心电图呈右束支阻滞样图形，$V_1 \sim V_3$导联ST段抬高，呈下斜型及马鞍型2两种形态，一般V_1、V_2导联以呈下斜型抬高为主，而V_3导联呈马鞍状（图16-11）；

②左胸导联无S波或S波不宽；

③PR间期和QT间期正常；

④异常心电图与正常心电图可反复交替出现；

⑤电生理检查可诱发室速或室颤；

⑥多有家族史，未见心脏器质性改变，常以晕厥、猝死为首发表现。

（2）Brugada综合征根据心电图的图形特点可分为三型：

①Ⅰ型：以突出的"穹隆型"ST段

图16-11　心电图诊断：窦性心律，Brugada综合征。注意患者$V_1 \sim V_3$导联ST段呈穹窿型抬高，特别是V_1导联更为显著，伴T波倒置，图形酷似完全性右束支阻滞。其实并非束阻滞图形，故其他导联并无右束支阻滞的S波出现。患者因发作心室颤动入院，心肺复苏后植入ICD

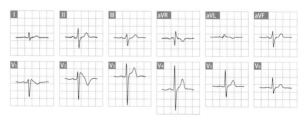

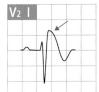 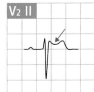 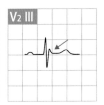

图16-12 Brugada综合征图示。
三种分型，箭头见正文。主要为
右胸导联的V1段抬高的形态和程度

抬高为特征，表现为 J 波或 ST 段抬高
≥ 2 mm 或峰值 2mm，伴随 T 波倒置，
其间极少或无等电位线；

②Ⅱ型：J 波幅度（ ≥ 2 mm）引起 ST
段逐渐下斜型抬高（ 在基线上方仍然 ≥ 1
mm），紧随正向或双向 T 波，形成"马鞍
型"ST 段图型；

③Ⅲ型：右侧胸前导联 ST 段抬高
<1mm，可以表现为"马鞍型"或"穹隆型"，
或两者兼有（图 16-12）。

4. 儿茶酚胺依赖性室性心动过速

儿茶酚胺依赖性室性心动过速主要
是心肌细胞内钙释放 / 调节相关蛋白突
变引起的遗传性疾病，65% 的病例系心
脏 RYR2 突变所致，多发于无器质性心
脏病、Q-T 间期正常的青少年，以运动
或情绪激动时出现双向或多形室性心动
过速为特征。心电图和临床特点是：

①静息心电图无异常，Q-T 间期正
常；

227

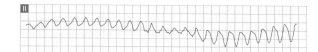

②运动负荷试验或肾上腺激发试验中，当心率达 120～130 次 / 分，开始出现室早，逐渐增多呈二联律，导致双向室速或多形室速（图 16-13）。

图 16-13 一例儿茶酚胺依赖性室性心动过速患者在运动时出现的多形性室速。宽 QRS 波心动过速，QRS 波形态多变，有尖端扭转现象，但患者发作前 QT 间期正常，诊断为多形性室速。

第三节 J 波综合征

J 点从基线向上偏移，幅度 >1mm、时限 >20ms，呈圆顶状或驼峰状，称为 J 波，常见于早期复极综合征、体温过低、高钙血症、脑外伤或蛛网膜下腔出血、急性心肌缺血等（图 16-14）。

J 波综合征是与心电图 J 波有关的多种临床综合征的总称，有发生多形性室速和室颤的危险。

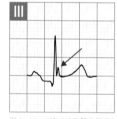

图 16-14 J 波（红色箭头所示）

1. 早期复极综合征

早期复极综合征很长一段时间里认为是一种良性疾病，但现在认为一部分患者实际是离子通道疾病，有发生致命性室性心律失常的风险。

早期复极综合征心电图绝大多数是良性的，恶性早期复极仅占极少数，据估计心源性猝死在早期复极综合征的风险为 3/10 万，出现 J 波的猝死风险是

特发性心室颤动

• 特发性心室颤动又称原发性心电疾病、心律失常性猝死综合征等，是指不明原因的心室颤动，也即对心室颤动、猝死及其幸存者经过详尽的有创和无创的各种检查，仍不能确定该恶性心律失常的器质性或功能性的临床病因。

• 心电图表现：必须有经心电图记录证实为心室颤动发生者，心室颤动可以是原发性心室颤动，也可以是最初发生多形性室性心动过速或心脏停搏，进而发展成心室颤动。

11/10 万，ST 段水平型抬高的猝死风险是 30/10 万。

早期复极综合征的主要心电图表现有：

①R 波降支与 ST 段连接部出现 J 点或 J 波，若 J 波明显尤其在 $V_1 \sim V_2$ 导联可显现 r 图形类似不完全性右束支阻滞；

②ST 段呈水平型或下斜型升高 $0.1 \sim 0.6mm$，升高的 ST 段弓背向下（图 16-15 和图 16-16）；

③ST 段抬高的导联 T 波呈对称性增高，ST 段与 T 波升支融合；

④胸前导联 R 波升高，S 波变小或消失，多见于 $V_3 \sim V_5$ 导联，可持续多年，但也可反复改变；

⑤在 ST 段升高的 $V_3 \sim V_5$ 导联，可出现 T 波倒置。

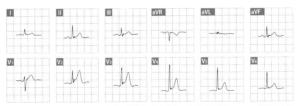

图 16-15 心电图诊断：窦性心律，早期复极综合征。注意心电图 $V_3 \sim V_5$ 导联 ST 段呈弓背向下型抬高，V_4 导联 J 点抬高 4mm，V_5 导联 J 点抬高 1mm。

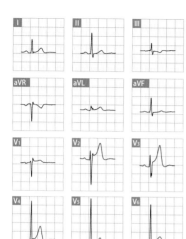

图 16-16 心电图诊断：窦性心律，Brugada 综合征，左心室高电压。该例早期复极主要出现在右胸导联，特别是 V_2 导联，J 点抬高接近 3mm，值得注意的是 V_2 导联 QRS 波呈 rsr' 型，酷似不完全性右束支阻带，其实 r' 为 J 波，此种样式的早期复极综合征恶性程度很高，即第 IV 型 Brudaga 综合征。

2. 缺血性 J 波

由急性心肌缺血引起，在缺血相关导联产生的 J 波，称为缺血性 J 波。缺血性 J 波出现在急性心肌梗死急性期的进展期，即出现损伤性 ST 段改变时期。

心电图表现有：

①发生在急性心肌缺血时；

临床指引

恶性早期复极综合征

- 恶性早期复极综合征会发生室性心动过速、心室颤动和猝死，已经证实是一种离子通道疾病。受累的通道包括钙离子通道、钾离子通道和钠离子通道。

- 男性早期复极综合征更容易发生恶性室性心律失常和猝死，这是因为睾酮可以促进外向钾流。

临床指引

早期复极综合的分型

- I 型：早期复极出现于侧壁导联（ I、aVL、$V_4 \sim V_6$）。这种模式的早期复极常见于健康男性运动员，大多数是良性的。

- II 型：早期复极出现于下侧壁导联（ II、III、aVF、 I、aVL、$V_4 \sim V_6$），危险程度中等。

- III 型：早期复极波及整个下壁、侧壁导联和右胸导联（ II、III、aVF、 I、aVL、$V_1 \sim V_6$），危险程度最高，尽管绝对猝死风险仍较低。

- IV 型，即 Brugada 综合征，右胸导联 J 波 /J 点抬高。

早期复极综合征诊断的专家共识

最新几年，陆续推出了不少早期复极综合征的临床指南。2013 年 HRS/EHRA/APHR 以及 2016 年 AHA 有关早期复极综合征诊断的专家共识为：

• 标准 12 导联心电图≥2 个相邻下壁和 / 或侧壁导联的 J 点抬高≥1mm，心肺复苏自其他难以解释的心室颤动 / 多形性室速

• 心源性猝死患者尸检结果阴性，但病史回顾发现标准 12 导联心电图≥2 个相邻下壁和 / 或侧壁导联的 J 点抬高≥1mm

• 标准 12 导联心电图≥2 个相邻下壁和 / 或侧壁导联的 J 点抬高≥1mm。

②除 aVR 导联外，其它导联均直立；

③ J 波出现的导联与心肌缺血部位基本一致；

④持续时间短，易疏漏；

⑤不同个体间心电图可有多种表现。

3. 低体温性 J 波

中心体温 <35℃ 即为低体温。低体温时可出现明显高大的 J 波，随着体温的上升，J 波振幅逐渐降低，甚至消失。低体温时，起搏细胞自发性除极缓慢，传导延缓，可导致心动过缓、传导阻滞等心律失常（图 16-17）。

低体温心电图表现有：

①窦性心动过缓；

②体温越低，J 波越明显；

③ PR、QRS、QT 延长。

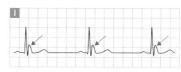

图 16-17　低体温 J 波。一位低体温患者心电图显示窦性心动过缓，J 波高大

第四节　心包疾病

1. 急性心包炎

心包炎本身不引起心脏除极和复极

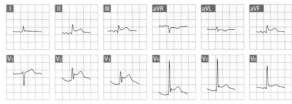

图 16-18　心电图诊断：窦性心律，ST-T 改变，提示急性心包炎可能，请结合临床。心电图特点是广泛性 ST 段抬高（I、aVL、aVR 导联除外），ST 段呈凹面向上型抬高，缺乏心肌缺血的定位征象，符合急性心包炎心电图改变。

的变化，当心包炎累及心外膜下浅层心肌时，产生损伤电流。波及心室肌引起 ST 段改变；波及心房肌，引起 PR 段变化。急性心包炎的心电图特点有（图 16-18）：

①PR 段压低：除 aVR（偶见 V_1）导联外，其余各导联 PR 段均下移；

②ST 段抬高：除 aVR 导联外，其余各导联 ST 段呈凹面向上型抬高；

③QRS 低电压：若伴有心包积液，电流发生短路，QRS 电压降低；

④电交替：部分患者出现完全性电交替即 P、QRS、T 均发生振幅高低交替变化；

⑤T 波改变：第一阶段，T 波方向与 ST 段抬高方向一致，为直立 T 波；第二阶段，T 波幅度下降变平；第三阶段，ST 段回到等电位线时，T 波倒置；第四

临床指引

低电压

• 低电压发生的主要机制是心电产生异常、心电传导异常或者两者兼而有之

• 心电传导异常产生的低电压常见于肺气肿、大量心包积液、左侧气胸、肥胖、全身水肿等患者。

• 心电产生异常导致的低电压见于弥漫性心肌病变，例如淀粉样变性、重症心肌炎、心衰晚期、大面积心肌梗死等

• 临床上，一部分健康者心电图呈低电压表现

慢性缩窄性心包炎

慢性缩窄性心包炎是各类心包炎的最终结果，我国主要见于结核性心包炎和化脓性心包炎。主要心电图改变有：

- P波改变：P波增宽伴有切迹，酷似"二尖瓣型P波"；

- 房性心律失常：房性心律失常发生率较高，如心房颤动、心房扑动等；

- QRS低电压：低电压的原因并非并发心包积液，而是因心肌本身发生萎缩；

- QRS电轴右偏：部分患者可出现右心室肥大伴电轴右偏或仅出现电轴右偏；

- T波改变：绝大部分患者T波低平、倒置。

阶段，T波逐渐恢复正常。

2. 心包积液

心包大量积液时，心电向体表传导障碍，主要心电图特点是低电压和电交替现象：

①QRS低电压，6个肢体导联R+S均 <5mm，6个胸导联R+S均 <10mm。肢体导联低电压往往与胸导联低电压并存（图16-19）。

②部分患者（特别是癌性心包积液）可出现电交替。

有时，突然发生的心包积液可引起心脏充盈急剧受限，出现心包填塞，甚至导致心搏骤停。

第五节 肺部疾病与心电图

1. 肺源性心脏病

肺源性心脏病主要见于各种慢性肺

图16-19 心电图诊断：窦性心律，低电压。本例心电图特点是QRS波低振幅，每个肢体导联 <5mm，胸导联 <10mm。采集自一位心包积液患者。

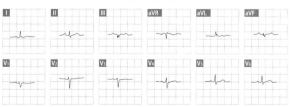

| I | II | III | aVR | aVL | aVF |
| V1 | V2 | V3 | V4 | V5 | V6 |

病，出现肺动脉高压时，引起右心室后负荷增加，初期右心室代偿性肥厚，随着病程进展，右心室扩张、衰竭，主要心电图改变是右心房和右心室异常：

①P波改变：Ⅱ、Ⅲ、aVF导联P波振幅 ≥ 2.5mm，V$_1$导联P波电压 >2mm；P电轴80°左右；

②QRS波改变：电轴右偏 ≥ 90°伴有右心室肥大心电图表现。另一种模式是胸前导联均呈rS模式，即顺钟向转位，既往认为是右心室肥厚的一种表现，2009年国际心电图解析指南认为除非记录到V$_1$导联R波振幅达到右心室肥厚诊断标准，此种模式不应直接诊断为右心室肥厚（图16-20）；

③肢体导联低电压；

④T波改变：Ⅱ、Ⅲ、aVF及右胸导联T波倒置。

2. 肺栓塞

肺栓塞实际是一种急性肺源性心脏

图16-20 心电图诊断：窦性心律，右房异常，顺钟向转位，T波改变。这是一例慢性阻塞性肺病患者心电图，注意胸前导联QRS波均呈rS模式

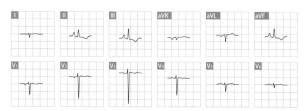

Tako-Tsubo 心肌病

• 左心室造影时，心尖呈气球样扩张及基底段缩窄，形态很像日本渔民用来捕捉章鱼的鱼篓，因此被命名为 Tako-Tsubo 心肌病或短暂左心室心尖部气球样变综合征。Tako-Tsubo 心肌病特点为短暂的左室心尖和（或）心室中段收缩功能障碍，冠脉造影无闭塞。

• 患者可表现为突发"心绞痛样"胸病，心电图提示广泛 T 波倒置甚至 ST 段抬高，以及心肌酶轻度升高，酷似急性心肌梗死。

病，右心压力急剧增加，心动过速，房性心律失常，右心室扩大等，虽然引起诸多心电图改变，但缺乏特异性，容易漏诊。肺栓塞的主要心电图特点有：

①Ⅰ导联 S 波变深，Ⅲ导联出现深的 Q 波和倒置的 T 波，即所谓 $S_{I}Q_{III}T_{III}$ 图形（图 16-21）；

②V_1、V_2 导联的 T 波倒置和 ST 段压低；

③电轴右偏 >90°，顺钟向转位；

④完全性或不完全性束支阻滞；

⑤右室肥厚，肺型 P 波和低电压；

⑥T 波倒置与肺栓塞严重程度密切相关，经治疗后该改变的逆转表明预后

图 16-21　心电图改变：窦性心律、完全性右束支阻滞、T 波改变。这是一例合性肺栓塞患者的心电图，胸痛导联Ⅰ导出现 S 波，Ⅲ导联出现 Q 波和 T 波倒置，典型特征是 ST 段缺血性改变，V_1、V_2 倒置，区样图形并非总是出现，V_1 导联 QRS 波群 r 波，综合Ⅰ、V_1、V_6 导联出现宽的向后不变的 S 波，等容的心电图 QRS 波群终点波后，相 QRS 波时限达 120ms，诊断为完全性右束支阻滞。T 波倒置的心电图 V_1 ~ V_4 导联 T 波均倒置，表右室扩张可缺血时，出现复极改变的原因。有时，急性肺栓塞可仅出现窦性心动过速和完整性右束支阻滞，甚至出口图形（临床上，部分病例是发生时并未显示临床自图形），容易误诊为急性前间壁心肌梗死。

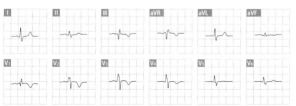

良好；

⑦可出现窦性心动过速、阵发性室上性心动过速等快速性心律失常。

第六节 先天性心脏病

1. 房间隔缺损

房间隔缺损主要是心房层面的左向右分流，导致右心房和右心室容量负荷增加，长期引起肺动脉高压，右心压力负荷增加。

继发孔型房缺的心电图特点有：

①缺损较小的患者，心电图可正常；

②当缺损较大时，右心房负荷过重，V_1导联P波高尖；

③右束支阻滞：主要因右心室舒张期负荷增加导致右室流出道、室上嵴及圆锥部肥厚所致，并非真正的右束支阻

临床指引

肺动脉高压

• 肺动脉高压是很多先天性心脏病具有的病理生理。肺循环长期容量超负荷，导致肺循环组织学重构，肺动脉压力增高，即右心室的后负荷增加，导致右心室肥厚。

• 当肺动脉高压进行性增高后，一旦右心压力超过左心，将会产生右向左分流，大量回心静脉血直接进入左心，引起发绀，即埃森曼格综合征。

图16-22　心电图诊断：窦性心律，电轴右偏，右房异常，不完全性右束支阻滞。此例心电图采集自16岁房间隔缺损患者，注意$V_1 \sim V_3$导联可见高尖P波，V_1导联QRS波群呈rR'型，QRS间期<120ms，诊断不完全性右束支阻滞。

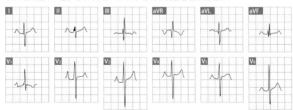

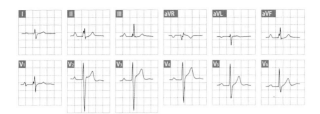

图16-23 心电图诊断：窦性心律，电轴右偏，不完全性右束支阻滞，一度房室阻滞。此例心电图采集自一位原发孔型房缺患者，V₁ 导联 QRS 呈宽 rr′-S 型，间期 120ms，PR 间期延长至 260ms

滞（图16-22）；

④晚期出现右心室肥厚伴电轴右偏。

原发孔型房间隔缺损的心电图主要特点有（图16-23）：

①电轴左偏；

②一度房室阻滞；

③伴有二尖瓣关闭不全时，出现左心室肥大的心电图改变；

④病情进展到右向左分流时，出现右心室肥大伴 ST-T 改变及右心房肥大。

2. 室间隔缺损

室间隔缺损亦是一种左向右分流的先天性心脏病，但分流的血液很快进入肺循环，重新返回至左心室，初期导致左心室容量负荷过重，后期肺动脉高压形成，右心压力负荷过重，甚至发生反向分流。心电图特点有（图16-24）：

①缺损小，心电图可表现正常；

②左心室肥大；

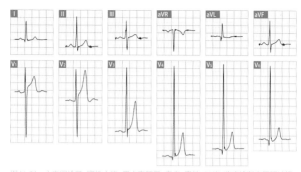

图16-24 心电图诊断 窦性心律,双心室肥厚。患者,男性,23岁,临床诊断室间隔缺损。V_2导联振幅 40mm,左胸导联 R 波振幅 25mm,电压标准符合双心室肥厚诊断。

③右心室肥大;

④双侧心室肥大;

⑤左心房异常;

⑥可见一度房室阻滞、房性心律失常及不完全性右束支阻滞等。

3. 法洛四联症

法洛四联症包括室间隔缺损、肺动脉口狭窄、主动脉骑跨、右心室肥厚四种畸形,是临床上最常见的紫绀型先天性心血管病。心电图特点主要是右心负荷过重(图16-25):

①右心房异常;

②右心室肥大;

③电轴右偏;

临床指引

法洛五联症

• 法洛五联症包括室间隔缺损、肺动脉口狭窄、主动脉骑跨、右心室肥厚、房间隔缺损或卵圆孔未闭等畸形的先天性心血管疾病。

• 法洛五联症主要心电图改变有:右心房扩大;右心室肥大;电轴右偏;胸前导联 T 波直立或仅有 V_1 导联 T 波浅倒;部分患者可出现房室阻滞、不完全性右束支及室内阻滞等。

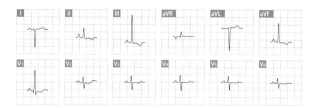

图 16-25 心电图诊断：窦性心律，电轴右偏，右房异常，右心室肥大，顺钟向转位。ST-T 波改变。II 导联 P 波振幅 2.5mm，诊断右房异常。V₁ 导联 QRS 波呈 qRs 模式，R 波振幅 10mm，诊断右心室肥大；胸前导联 T 波呈正双向，下壁导联 T 波倒置，ST 段压低大于 0.5mm

④ V₅、V₆ 导联呈 rs 型，可能与顺钟向转位、左心室发育不良等有关；

⑤部分患者可出现房室阻滞、不完全性右束支及室内阻滞等。

4. 动脉导管未闭

动脉导管未闭是主动脉向肺动脉分流，肺循环和左心室容量超负荷，易出现肺动脉高压。临床表现主要取决于主动脉至肺动脉分流血量的多少以及是否产生继发肺动脉高压和其程度。心电图特点有（图 16-26）：

①轻者可无明显异常变化；

②典型表现为电轴左偏、左心室高电压或左心室肥大；

③肺动脉高压明显者，心电图示左、右心室均肥大；

④晚期则以右心室肥大为主，并有心肌损害表现。

动脉导管未闭一旦出现肺动脉高压，将失去手术机会。

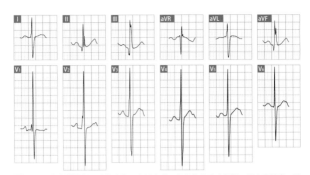

图 16-26　心电图诊断：窦性心律，电轴左偏，完全性右束支阻滞，双心房异常，双心室肥大。Ⅱ导联 P 波宽阔，时限 120ms，V_1 导联 P 波振幅接近 2mm，考虑双心房异常，V_1 导联 QRS 波呈 rsR′型，间期 120ms，考虑完全性右束支阻滞；V_1 导联 R 振幅显著增高 >10mm，$R_{V_1}+S_{V_5}$ >40mm，考虑双心室肥厚。此系一位动脉导管未闭患者的心电图。

5. 埃勃斯坦畸形（三尖瓣下移）

三尖瓣下移畸形，又称为 Ebstein 畸形，是一种罕见的先天性心脏畸形。三尖瓣向右心室移位，导致右心室部分心房化，原有右心室腔缩小。心电图改变有（图 16-27）：

①P 波高大，时限增宽；

②PR 间期延长，与右心房扩大和房间传导时间延长有关；

③完全性右束支阻滞；

④常见窦性心动过缓及室上性心律失常、预激综合征等。

临床指引

右旋心

- 心脏位于右胸，心尖虽指向右侧而各心腔间的关系未形成镜像倒转，为心脏移位而旋转所致，亦称为假性右位心，主要心电图特征是：①Ⅰ导联 P 波直立，QRS-T 波倒置；②Ⅱ、Ⅲ、aVF 导联 P-QRS-T 波均正向；③显示电轴左偏；④右胸导联 QRS 波呈 Rs 或 RS，rsR′s′型伴 T 波直立；⑤心脏沿长轴逆钟向转位，V_5、V_6 导联 R 波电压降低伴 T 波倒置。

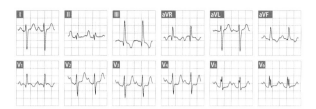

图 16-27 心电图诊断：窦性心动过速，电轴右偏，右心房异常，右心室肥厚。V₁导联呈 qR 型，系右心室肥厚的典型心电图模式；II 导联 P 波高尖，振幅 2.5mm，诊断右心房异常。

6. 右位心

⊙ 镜像右位心

这是真正意义上的右位心，心脏位于右侧胸腔，仿佛正常的镜像，因此心电图涉及左、右关系的图形都要"颠倒"过来。镜像右位心的心电图特点有：

①Ⅰ、aVL 导联的 P、QRS、T 均向下倒置；

②aVR 导联与正常心脏的 aVL 导联形态一致（图 16-28 和图 16-29）；

③Ⅱ导联与正常心脏的Ⅲ导联形态一致；

④aVF 导联 的图形与正常心脏位置的 aVF 相同；

⑤V₁～V₆ 导联 R 波逐渐减小，S 波逐渐增深，R/S 比例逐渐减小，V₃ᵣ～V₆ᵣ导联 R 波逐渐增高而 S 波逐渐减小，R/S 比例逐渐增大。

⊙ 心脏右移

肺、胸膜和膈肌的病变导致心脏右

临床指引

校正的右位心心电图

• 除采集常规 12 导联心电图外，镜像右位心尚需调换导联，即左右手调换和左胸导联安放至右胸，采集校正后的心电图。

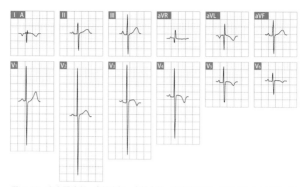

图 16-28 心电图诊断：窦性心律，电轴右偏，右心室肥厚，提示右位心心电图，建议左右手反接和右胸导联心电图。注意该心电图特点是 I、aVL 导联 P-QRS-T 波倒置，胸前导联从 V₁～V₆，R 波振幅逐渐降低，R/S 比例逐渐减少，胸片证实镜像右位心。

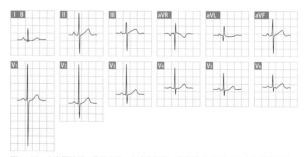

图 16-29 心电图诊断：窦性心律，右心室肥厚。这是图 16-28 患者左右手导联互换，左胸导联安放在右胸后采集的校正心电图。对比图 16-28 和图 16-29，我们可以看到 II 和 III 导联波形互换，aVR 和 aVL 导联波形互换；胸前导联校正后，R/S 比例负荷正常演变规律。

右位心的临床

• 单纯右位心本身不需要治疗。

• 有些右位心患者，还合并全内脏转位，例如肝脏位于左上腹，脾脏位于右上腹，仿佛正常人体的镜像，这些人群如果不合并其他先天性疾病或后天性疾病，亦不需要治疗。

移，主要心电图改变有：

①Ⅰ导联P波极性正常；

②心电轴右偏；

③胸导联过渡区左移到 V_5 导联。

肖培林

重庆医科大学附属第二医院

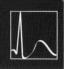

第17章
起搏器心电图基础

用低能量电脉冲暂时性或永久性刺激心脏，使之发生激动，治疗严重心动过缓或心脏停搏，即临床上广泛应用的心脏起搏（图17-1和图17-2）。

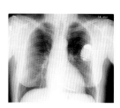

图 17-1　一位右心室单腔起搏器植入者的胸片，起搏器和右心室内的起搏导线清晰可见。

第一节　起搏器代码

为了便于了解各种起搏器的性能和工作方式，国际组织制定了起搏器代码，用一些外文字母表示，常用的有 NBG 代码（北美和英国起搏与电生理学会起搏器代码，表17-1）。

第一位：代表起搏的心腔，A- 心房、V- 心室、D- 双腔、O- 无、S- 特定的

表 17-1　NBG 起搏器代码（2000 年）

I	II	III	IV	V
起搏心腔	感知心腔	感知后反应方式	频率应答	多部位起搏
O	O	O	O	O
A	A	T	R	A
V	V	I	\	V
D	D	D	\	D
S	S	\	\	\

现代心脏起搏器

· 最早用于临床的心脏起搏器，主要功能是心脏起搏，挽救严重心动过缓和心室停搏患者的生命，主要治疗缓慢型心律失常。

· 随着电子生物医学和计算机科学的发展，心脏起搏器能够监测、判断心律失常，发生恶性室性心律失常时，能给予抗心动过速起搏、电极除颤等治疗，具有了治疗快速型心律失常的作用。

· 把起搏电极放置在心脏不同的部位，改变心肌除极的顺序，借此改变心脏血流动力学，治疗心力衰竭、肥厚型心肌病等。

· 现代心脏起搏器功能繁多，程控复杂，阅读起搏器心脏图最好能知晓患者起搏器的种类、程控方式，不然有时会混淆正常和异常起搏器功能，例如起搏器某项功能程控关闭状态，就不要误判为起搏器功能障碍。

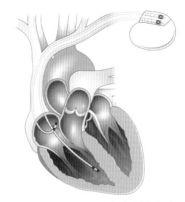

图 17-2 心房和心室双腔起搏器，起搏器电极分别置于右心房和右心室

心房或心室起搏。

第二位：代表感知的心腔，A- 心房、V- 心室、D- 双腔、O- 无、S- 特定的心房或心室感知。

第三位：代表感知心脏自身搏动后，起搏器的处理方式：

I- 抑制，表示感知心脏自身搏动后，起搏器不再发放脉冲；

T- 触发，表示感知心脏自身搏动后，起搏器即刻强制发放脉冲或延迟发放脉冲；

D- 双模式，表示感知心脏自身搏动

后，起搏器抑制感知心腔起搏脉冲的发放脉冲，强制非感知心腔按计时周期发放脉冲；

O- 无。

第四位：

R- 有频率应答，代表特殊功能；

O- 无频率应答。

第五位：第五位字母不是常规使用。

A- 心房多部位起搏，V- 心室多部位起搏，D- 心房心室双腔多部位起搏。

第二节 起搏器的基本概念

1. 起搏脉冲：用于心脏起搏的电脉冲刺激，也称为钉样信号或脉冲信号（图17-3）。

2. 计时周期（又称时间周期）：是起搏器发放起搏脉冲的时间控制周期。

3. 起搏阈值：指能够起搏心腔的最小的电脉冲能量。

4. 起搏能量：单位焦耳。

5. 起搏极性：

（1）单极起搏：电流从起搏电极顶端发出，经过心肌、胸壁，流回到起搏器的金属外壳。起搏器的外壳为阳极，电极为阴极。单极起搏方式能够产生非常大的体表电势，心电图中脉冲显示的非常清晰（图17-3A 和 B）。

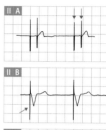

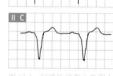

图 17-3　起搏脉冲在心电图上表现为钉样信号或脉冲信号，红色箭头所示。A：双腔起搏器，可见两个起搏信号，一个起搏心房，一个起搏心室，分别起搏心房和心室。B：单腔起搏器，只有一个起搏信号，跟随起搏QRS 波。C：心室起搏，起搏信号非常微小，肉眼难以识别。三条起搏心电图的起搏频率均为60次/分，即起搏间期。初学者不知道患者植入了起搏器，很容易误判为心室预激、心肌梗死等图形。

询问病人

• 如果起搏器的电脉冲信号不明显或无法判读，又怀疑起搏器心电图，不妨询问患者是否植入了起搏器，植入了何种起搏器和程控方式，通常患者起搏器门诊随访时会携带起搏器程控资料。

• 另一个方法是采集心电图时，观察患者的锁骨下方是否有一个巴掌大的包块，即起搏器囊袋。

（2）双极起搏：起搏电极本身有两个金属环，一个在顶端，另一个在距顶端2cm的位置。顶端为阴极，另一个电极为阳极，构成一个相对较小的环形电路。双极起搏方式由于小的电路路径，又集中在心内，所以体表心电图的起搏脉冲非常小，有时几乎不可见（图17-3C）。

（3）感知的极性和起搏极性：单极方式的感知造成的误感知非常多，引起的起搏器停搏非常普遍，双极感知仅能感知心腔内局部的心脏电活动，较少受到外界电磁杂波的干扰。

6. 夺获：来自脉冲发生器的电能引起心脏除极称为夺获。脉冲信号后紧跟P波表明夺获心房；脉冲信号后紧跟QRS波群表明夺获心室（图17-4）。

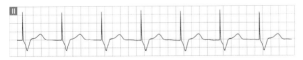

图17-4 心室起搏心电图，可见钉样起搏信号，每个钉样起搏信号后跟随起搏QRS波群，由于心室起搏的激动从心室肌开始动动缓，系宽QRS波心动过速，实际相当于人工心室异位搏动

7. 外观型失夺获（心脏失夺获）：指起搏器脉冲信号在心电图上不能引起随后的心脏除极的现象。包括：①功能性失夺获，指当起搏器脉冲落入患者自身心律的不应期时可出现这种心脏失夺

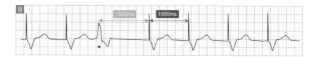

获;②输出的脉冲能量太低,心脏对起搏脉冲信号无反应。

8.感知:起搏器测知心脏自主搏动的功能即为感知活动。感知过度导致起搏脉冲过少,例如起搏器误把T波感知为QRS波;感知不良导致起搏脉冲过多,例如心房P波振幅微小,起搏器无法感知,即使有窦性心律出现,也发放心房起搏脉冲(图17-5)。

9.逸搏间期:从感知事件到下一个起搏事件的间期。

10.起搏间期:程控起搏器的起搏频率,就是起搏间期。

11.警觉期:在起搏或逸搏间期内,起搏器感知到的心脏自身心搏可做出反应的一段时间。

12.不应期:起搏器的感知器对任何信号不发生反应。

13.交叉感知:心室电极导联感知心房电信号的现象。交叉感知的危险在于交叉抑制。

图 17-5 心电图诊断:心室起搏节律,室性早搏。红色箭头所示为两个连续起搏心搏,起搏间期 1000ms,起搏心室率60 次 / 分。第三个心搏是室性早搏,心脏起搏器感知到这个室性早搏后,就停止发放起搏脉冲信号,避免竞争心律。在经过一个长间歇后,即室性早搏至下一个心室起搏脉冲信号之间的间期,称为逸搏间期。绿色箭头所示为逸搏间期,为1320ms。逸搏周期通常设置比起搏周期稍微长一点,其目的是如果心脏有自身心搏,尽量让自身心搏控制心室。

临床指引

房室顺序起搏

• 房室顺序起搏虽然能尽量模拟人体心脏的生理功能,但并非适用于所有患者,例如心房颤动患者因心房内发生房颤,无法起搏心房,只能使用心室起搏模式。

第三节 双腔起搏器术语

1. 心房警觉期：指心房通道能搜索并对自身心房信号做出反应的一段特定时间。

2. 房室延迟周期（AV delay）：模拟心房、心室传导的房室交界区的延迟使房室顺序收缩，不发生收缩重叠。从心房事件开始计时，在搜索心室活动时出现的一个计时时间期。包括 AV/PV 延迟：AV 间期由心房起搏事件触发，PV 间期由心房感知事件触发（图 17-6 和图 17-7）。

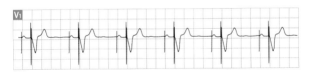

V₁

图 17-6　心电图诊断：心房起搏节律，房室顺序起搏　起搏频率 60 次 / 分，可见心房脉冲信号和心室脉冲信号，心房脉冲信号之后可见 P 波，心室脉冲信号后可见起搏 QRS 波，呈宽大 QRS 波。注意心房脉冲信号并非立即心室脉冲信号，而是经过一个设定的时间间期后才发放心室脉冲信号，这是为了保证一定的房室延迟，有利于心室的充盈。这是双腔起搏器模拟人体正常生理功能的体现。

3. 心室后心房不应期（PVARP）：是在心室起搏后心房进入的一段间期。与心室前心房不应期不同的是，心室前心房不应期实际是 AV 延迟那段时间心房的不应期，这个是在 AV 延迟后的心房不应期。

4. 心室不应期：此期起搏器心室感知器对任何输入的信号不反应。

5. 心室空白期：起搏器心室感知在此期间不能感知任何信号。

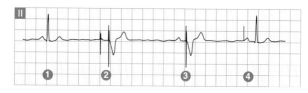

图 17-7　双腔起搏器的起搏模式。在同一个植入双腔起搏器的患者中，可以阅读到四种基本的双腔起搏器心电图模式。①PR 模式：即自身心房搏动·自身心室搏动，代表全部心脏自身搏动。②AV 模式：心房起搏和心室起搏，房室顺序起搏模式，起搏器模拟人体心脏功能。③PV 模式：心房自身搏动，起搏感知到窦性 P 波后，发放心室脉冲信号。④AR 模式：心房发放脉冲信号，产生起搏 P 波，然后下传产生 QRS 波

6. 交叉感知窗：心室通道仍可感知输入的电信号，但不会对其做出反应。

7. 心室警觉期：心室通道能搜索并对自身心室信号做出反应的一段特定时间。

8. 心房追踪：PV 起搏模式有时称为心房跟踪。

9. 频率上限行为：当心房频率过快时，起搏器跟踪心房率发放电脉冲激动心室，可引起心动过速。为此 DDD 起搏器设置有上限频率，避免起搏器跟踪心房率，造成起搏器相关的心动过速。例如当心房发生房性心动过速时，心房率 250 次/分，由于起搏器设置了频率上限，心室率最高仅有 110 次/分。

10. 下限频率：又称起搏频率，是起搏器的最低起搏频率。

起搏器的特殊功能

• 自动模式转换：双腔起搏器患者发生快速房性心律失常，心房感知器关闭直至心房率恢复正常。

• 滞后功能：在感知病人心搏后的计时周期自动延长活跃期，延长的时间叫滞后，滞后仅在感知后的第一个计时周期中出现，其目的是尽可能依赖病人的自主心搏。

第四节 不同部位起搏器心电图特征

1. 心房起搏的心电图特点

①在起搏信号之后出现 P′ 波（图 17-8）；

②心房起搏部位不同，起搏的 P′ 波形态也不同；

③可有房性融合波。

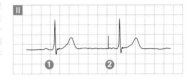

图 17-8　第 1 个心搏是窦性心律，窦性 P 波圆钝，下传心室产生窄 QRS 波。第 2 个心搏是心房起搏，可见一钉样起搏信号，心房脉冲信号后跟随一个更为低矮的双峰 P 波，是起搏器产生的起搏 P′，起搏 P′ 波下传，产生窄 QRS 波。

2. 心室起搏的心电图特点

①在起搏信号之后出现宽大畸形的 QRS 波群，时限 >120ms（图 17-9）；

②可有室性融合波；

③ T 波方向与 QRS 主波方向相反；

④ QRS 波群形态与起搏部位有关。

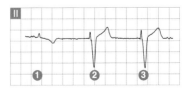

图 17-9　第 1 个为自身心搏，窄 QRS 波，QRS 波低振幅。第 2 和第 3 个心搏为心室起搏，可见钉样起搏信号，两个起搏信号后分别跟随起搏 QRS 波，呈宽 QRS 波，负向，T 波直立

3. 右室心尖部起搏心电图

①QRS 波类似左束支阻滞图形，$V_1 \sim V_5$ 导联 QRS 波群负向呈 QS 型；

②Ⅱ、Ⅲ、aVF 导联 QRS 波群负向呈 QS 型（图 17-10）；

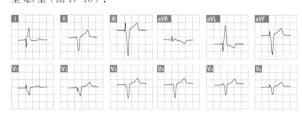

③Ⅰ、aVL 导联 QRS 波群呈 R 型；

④电轴左偏。

4. 右室流出道起搏心电图

①QRS 波类似左束支阻滞图形 $V_1 \sim V_3$ 导联 QRS 波群负向呈 rS 型；

②Ⅱ、Ⅲ、aVF 导联 QRS 波群正向呈 R 型（图 17-11）；

③Ⅰ、aVL 导联的 QRS 波群呈 QS 型，起搏产生的 QRS 波主波向下；

④电轴右偏。

第五节 起搏器功能障碍心电图

⊙ **心房感知不良**

起搏器对自身 P 波不能感知，仍按

图 17-10 右室心尖起搏心电图。起搏 QRS 波在Ⅱ、Ⅲ、aVF 导联呈 QS 图形，Ⅰ、aVL 导联呈 R 图形，电轴左偏，胸前导联均以负向 QS 图形为主。Ⅰ 波与起搏 QRS 主波方向相反。

临床指引

起搏器电极移位

• 起搏器电极移位后，会导致起搏 QRS 波图形改变，电轴改变。对比患者前后的起搏器心电图可以明确诊断。X 线透视下可以进一步观察电极的位置。

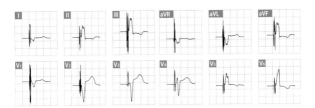

图 17-11　左室流出道起搏心
电图。起搏 QRS 波在 II、III、
aVF 导联呈 R 图形，I、aVL
导联呈 QS 图形。电轴右偏，右
胸前导联均以负向 QRS 图形为
主，但 V₅、V₆ 导联呈 R 图形，
T 波与起搏 QRS 主波方向相反

基础起搏间期发放起搏脉冲，心电图表现为在自身 P 波之后或其内可见到心房起搏信号（图 17-12）。

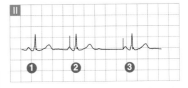

图 17-12　心房感知不良。第 1 个心搏，为窦性 P 波，下传产生 QRS 波。第 2 个窦性 P 波依旧出现，但是起搏器感知不良，仍旧发放一个心房脉冲信号，脉冲信号和窦性 P 波重叠。第 3 个为正常心房起搏，下传心室

起搏器起搏和感知正常

- 单腔起搏模式
  - AOO
  - VOO
  - AAI
  - VVI
- 双腔起搏模式
  - APVP（DOO）
  - ASVS（DDI）
  - ASVP（VAT）
  - APVS（AVI）

⊙ 心房感知过度

起搏器对不应被感知的信号发生感知，误认为是自身心房波，从而抑制心房起搏信号的发放。由于心房波的振幅低，心房感知灵敏度设置较高，容易发生感知过度。

⊙ 心室感知不良

起搏器对自身 QRS 波群不能感知，仍按基础起搏间期发放起搏脉冲，心电图表现为在自身 QRS 波之后或其内可见到心室起搏信号（图 17-13）。

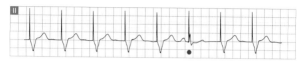

⊙ 心室感知过度

起搏器对不应被感知的信号发生感知，误认为是自身心室波，从而抑制心室起搏信号的发放，常见于 T 波高大时。

◉ 心房起搏功能障碍

心房起搏脉冲后无心房 P 波，可见自身窦性 P 或各类逸搏。

◉ 心室起搏功能障碍

心室起搏脉冲后无心室 QRS 波群，可见自身心脏搏动（图 17-14）。

⊙ 心室起搏功能正常、心房感知不良

在自身 P 波之后或其内出现心房起搏信号，提示心房感知不良，心室起搏信号后可见起搏的 QRS 波群。

图 17-13 整个心电图条以心室起搏为主，前 5 个 QRS 波为心室起搏，宽 QRS 波，其前可见起搏器钉样信号。第 6 个心跳略微提前出现，窦性 P 波，跟随一个窄 QRS 波（红色圆圈所示），PR 间期 >120ms，为窦性下传 QRS 波。第 7 和第 8 个心搏同样为心室起搏。值得注意的是，第 6 个窦性冲动下传心室，产生 QRS 波后，起搏器未感知到这个窦性 QRS 波，仍发放一个心室起搏脉冲信号，提示起搏器心室感知不良。起搏器脉冲信号和自身 QRS 波重叠，称为伪融合心搏。

心电图诊断掌中宝

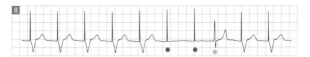

图17-44 整个心电图条图以心室起搏为主。两5个QRS波为心室起搏，宽QRS波，起搏周期680ms，相当于起搏频率88次。第6个和第7个心室起搏驱动信号（红色圆圈所示）按时发出，但其后没有跟随起搏QRS波，提示起搏功能障碍。第8个心搏系交界区逸搏（绿色圆圈所示），室QRS波，其前后未见相关心房活动，由于起搏障碍，形成一次长RR间期（1920ms，折算心室率32次分）。第9个和第10个心搏为重新开始的起搏节律，起搏周期680ms

⊙ 心室起搏功能障碍、心房感知良好

感知到自身的心房P波，心房起搏被抑制，之后心室起搏信号后无紧跟的QRS波群。

⊙ 心室起搏功能障碍、心房感知不良

在自身P波之后或其内出现心房起搏信号，提示心房感知不良，心室起搏信号后无紧跟的QRS波群。

⊙ 双腔起搏功能障碍、双腔感知不良

可见自身的P和（或）QRS波群，心房心室起搏信号后无P波和QRS波群。

⊙ 起搏频率的改变

起搏器电池临近耗竭时，通常引起刺激频率变慢或变为不规则。

⊙ 交叉感知

DDD起搏器心室导联不合适地感知心房刺激，将心房P波误认为心室QRS波，导致间歇性或完全性心室输出抑制。

▌ 刘晓莉

重庆医科大学附属第二医院

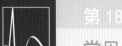

第18章
常见心电现象

第一节 节律重整

当两个起搏点先后发生激动时，基本心律的起搏点在没有保护机制的条件下，可受另一起搏点产生激动的影响而发生节律重新调整（图18-1）。心电图

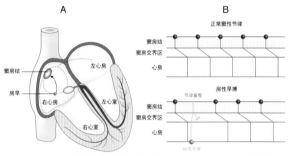

图18-1 A：房性早搏对窦房结的节律重整示意图。右心房内有一个房性早搏异位点，当窦房结周围没有保护机制时，房性早搏发放的激动会进入窦房结，提前除极窦房结，随后窦房结在此干扰点重新调整固有节律发放冲动。B：梯形图解释。上：正常窦性节律时窦房结按照一定节律发放冲动，引起心房激动，产生窦性P波。下：房性早搏发生时，侵入窦房结，引起窦房结提前除极。这次窦房结的除极活动不会下传心房，因为其紧跟在房性早搏后发生，窦房交界区处尚未过有效不应期。窦房结在房性早搏重整之处重新按照固有节律发放冲动。与正常窦性节律相比，房性早搏引起的节律重整产生了这样两种结果：①一次窦性冲动未能下传心房激动，引起一个窦性P波脱落，形成代偿间期；②重整后发放的窦性冲动相对提前了。

节律重整发生的三个条件

节律重整是一种常见的干扰现象。形成起搏点内干扰的条件有三个：

①节律重整的发生有严格的时相性，即重整起搏点必须是"适时发生的"期前激动。

②重整起搏点与被整起搏点必须在同一个"双房单腔"或同一个"双室单腔"或两者互相邻近。

③重整起搏点必须缺乏保护机制。

明确上述概念可有助于对节律重整发生原理的理解。

节律重整是一种相当常见的电生理现象；节律重整的存在说明重整起搏点缺乏保护机制；节律重整表现的不完全性代偿间歇或等周期代偿间歇，对早搏的鉴别诊断有辅助价值。

表现为异位起搏点的有效激动侵入、抑制主导起搏点的激动，使后者的基本心律被打断而提前发生，发生节律的改变现象，称为节律重整。

节律重整的心电图表现有：

⊙ 窦性心律背景下，房性早搏伴不完全代偿间歇

基本的窦性心律被房性早搏激动侵入窦房结，导致下一个窦性激动比预期时间提早出现，代偿间歇是不完全的，即房性早搏的配对间期及回转间期之和小于2倍的窦性周期（图18-2）。

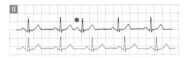

图18-2 心电图诊断：窦性心律、房性早搏。上条紫色心电图：第3个搏动为房性早搏，房性早搏的代偿间歇小于两倍窦性周期，为不完全性代偿间歇。下条红色心电图：假设无房性早搏发生时，规律的窦性节律，对比上下两条心电图，可以发现房性早搏后的窦性心律"提前"出现了。这里所谓的"提前"实际是指节律重整。

⊙ 窦性心律背景下，交界性早搏伴不完全代偿间歇

基本的窦性心律被交界性早搏激动侵入窦房结，导致下一个窦性激动比预

期时间提早出现,代偿间歇是不完全的,即交界性早搏的配对期间及回转期间之和小于2倍的窦性周期。

⊙ 窦性心律背景下,室性早搏逆传心房伴不完全代偿间歇

室早的激动逆传心房,并侵入窦房结,导致下一个窦性激动比预期时间提早出现,代偿间歇是不完全的,即室性早搏的配对期间及回转期间之和小于2倍的窦性周期(图18-3)。

图 18-3 心电图诊断:窦性心律,室性早搏。基础节律为窦性心律,第 5 个和第 8 个 QRS 波宽大畸形,T 波与 QRS 主波方向相反,前后无相关 P 波,诊断室性早搏。值得注意的是,窦性周期 720ms;红色圆圈标注的室性早搏代偿间歇不完全,为 1320ms,提示这个室性早搏逆传侵入了窦房结;蓝色圆圈标注的室性早搏代偿间歇完全,为 1440ms。

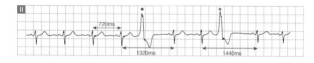

⊙ 交界区节律重整现象

房室交界区逸搏心律,往往出现干扰性房室脱节,PP 间期 > RR 间期。当一个窦性 P 波夺获心室,同时交界区节律点受到了窦性激动下传时的干扰,交界区节律点便以干扰点为起点,重新开始发放冲动,恢复原有节律,这个过程就是交界区节律重整现象(图15-4)。

心电图上的证据是,窦性激动夺获心室后的代偿间期等于窦性激动夺获心室前的正常心动周期,即等周期代偿间歇。

临床指引

节律重整

· 节律重整是常见的心电图现象,只要心电图表现有两个节律点,出现节律的波动,就要考虑有无节律重整现象。例如心室起搏可以侵入室性逸搏点,室性早搏可以侵入房室交界区或窦房结等。

· 如果心脏有 ≥ 2 个节律点,发生节律重整时,会导致复杂心律失常。

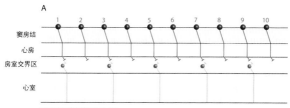

窦性心律和交界区逸搏心律

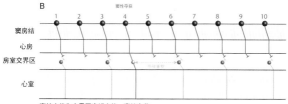

窦性心律和交界区逸搏心律，窦性夺获

图 18-4 交界区节律重整现象。上条梯形图：心脏有两个起搏点，一个是窦房结，一个是房室交界区。窦房结控制心房，房室交界区控制心室，两者互不相犯，各以自己的频率控制心房和心室，心房率快于心室率。下条梯形图：第 4 个窦性冲动突然下传心室，窦性冲动在经过房室交界区时，使房室交界区提前除极（重整）。房室交界区在重整之处，重新按照自身固有频率发放冲动，对比上条梯形图，重新发放的交界区逸搏相对"提前"了。

第二节 钩拢现象

不同心肌或心腔，通过相互之间的机械作用、电作用或两者兼尔有之的作用，使原来各自不同频率的心电活动，出现暂时的同步化，称为钩拢现象。钩拢现象是一种特殊的心电图干扰现象。钩拢现象连续发生时可引起等频心律、等频脱节、二种心律的同步现象等，应当注意它们之间的联系与区别。

钩拢现象的心电图表现如下。

⊙ **三度房室阻滞的钩拢现象（室相性窦性心律不齐）**

三度房室阻滞时，包含 QRS 波群在内的 PP 间期比不包含 QRS 波群的 PP 间期短 20ms 以上（图 18-5）。

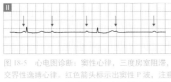

图 18-5 心电图诊断：窦性心律，三度房室阻滞，交界性逸搏心律。红色箭头标示出窦性 P 波，注意夹有 QRS 波的 PP 间期比不夹 QRS 波的 PP 间期短160ms 左右。

⊙ **室性早搏引起的钩拢现象**

包含宽 QRS 波群在内的 PP 间期比不包含 QRS 波群的 PP 间期短20ms 以上。

第三节 文氏现象

心脏传导系统任何部位的传导速度逐渐减慢，直至发生完全性阻滞。发生阻滞后，心脏传导系统经过一段休息时间后，再次恢复传导功能，如此循环出现，这类传导阻滞现象，称为文氏现象，亦称二度Ⅰ型阻滞（图18-6）。每完成一次循环，心室周期和心房周期呈现特殊的规律性改变，又称文氏周期。文氏现象可发生在心脏传导系统的任何部位。

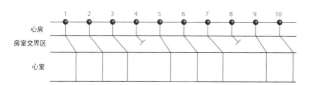

图18-6 二度Ⅰ型房室阻滞的梯形图 受性心动，PR间期的变化规律是，PR至PR逐渐延长，直至P波未能下传心室，引起一次QRS波脱落。此文氏传导呈4:3传导模式，即4个窦性冲动，有3个能下传，1个被阻滞。典型二度Ⅰ型房室阻滞的PR间期延长规律是：PR逐搏延长，但其增量逐渐减小，直至QRS波脱落。由此造成系列心电图规律：①RR间期逐搏缩短，QRS波脱落前的RR最短，脱落后的RR间期最长；②脱漏引起的长RR间期小于一个都间中最短RR间期的2倍。

文氏现象的心电图表现如下。

⊙ 窦房阻滞文氏现象

①PP间期逐渐缩短突然延长；

②长PP间期短于2个最短的PP间期之和；

③文氏周期第一个PP间期长于最后一个PP间期；

④当窦房传导比为3:2时，出现短-长PP间期，长PP间期短于两个短PP间期之和。

⊙ 房室阻滞文氏现象

①文氏周期第一个心搏PR间期正常，之后逐搏延长，并发生QRS脱漏；

②PR间期逐搏延长，但其递增量却

逐渐减少，表现为RR间期逐搏缩短；

③RR间期逐搏缩短，之后出现一长RR间期，长RR间期短于两个最短的RR间期之和；

④文氏周期第一个RR间期长于文氏周期最后一个RR间期。

⊙ 束支阻滞的文氏现象

①节律整齐的窦性心律，PR间期恒定；

②QRS波群由正常逐搏增宽，逐渐出现完全性束支阻滞，QRS达到最宽之后，QRS时限恢复正常（图18-7）。

图18-7 心电图诊断：窦性心律，二度Ⅰ型右束支阻滞。QRS波呈多形态组成组出现，例如第5个QRS波呈rs型，第6、7、8个QRS波呈rsR型，QRS间期逐渐增宽，第8个QRS波间期120ms，呈完全性右束支阻滞图形，考虑右束支内发生文氏传导。

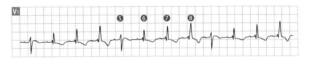

⊙ 房性异位自主心律伴传出文氏现象

①P′P′间期渐短突长；

②长P′P′间期短于2个最短P′P′间期之和；

③文氏周围第一个P′P′间期长于最后一个P′P′间期。

⊙ 交界性异位自主心律伴传出文氏现象

①RR间期渐短突长；

②长RR间期短于2个最短RR间期

临床指引

异位灶点的文氏传导

• 文氏现象不仅发生于传导系统，也可以发生于异位灶点。异位灶点发放冲动时，在传出时经历的时间不断延长，直至脱落，总体表现为异位节律频率呈文氏周期改变，往往导致复杂心律失常心电图的出现。

之和;

③文氏周围第一个 RR 间期长于最后一个 RR 间期;

④若为 3:2 传出阻滞时,出现短 - 长 RR 间期, 长 RR 间期短于 2 个短 RR 间期之和 (图 18-8)。

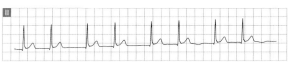

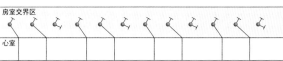

图 18-8　心电图诊断:加速的交界性自主心律伴 3:2 文氏传出阻滞。心室激动呈窄 QRS 波, 考虑交界性心律。RR 呈短 - 长周期出现, 这种成组出现的可以用 3:2 文氏传出阻滞解释。交界区自主节律向心室传导中, 传出时间不断延长 (文氏阻滞), 直至脱落形成长 RR 间期, 长 RR 间期 - 短 RR 间期两倍。类似这样成组出现的短 RR 间期 - 长 RR 间期 (交界性、室性、起搏节律) 和短 PP 间期 - 长 PP 间期, 都可以用 3:2 文氏传出阻滞解释。一些复杂心律失常表现为呈组搏动, 此类心电图的解释有时可能有多种解释方法, 只要言之有理, 都可以认为是正确的。想一想, 这份心电图还可以做何解释?

⊙ 交界性自主心律伴逆向文氏现象

①QRS 波群为室上性, 节律整齐;

②逆传型 P′波, RP′间期逐渐延长, 最后出现 P′波脱漏。

⊙ 室性自主心律伴传出文氏现象

①RR 间期渐短突长;

②长 RR 间期短于 2 个最短 RR 间期之和；

③文氏周期第一个 RR 间期长于最后一个 RR 间期；

④若为 3:2 传出阻滞时，出现短 - 长 RR 间期，长 R′R′ 间期短于 2 个短 RR 间期之和。

⊙ 室性心动过速伴逆传文氏现象

① QRS 波群宽大畸形，节律整齐；

②逆传型 P′波，RP′ 间期逐渐延长，最后出现 P′ 波脱漏。

第四节 3 相阻滞

动作电位的 3 相，处于生理性的有效不应期和相对不应期，此时膜电位尚未完全恢复，提前的兴奋发生传导障碍，这种传导障碍是生理性而不是病理性的

图 18-9 传导系统只有在膜电位恢复完成后，才能正常传导。提前的冲动，遭遇下游传导系统绝对不应期，将导致传导阻滞，例如发生于 T 波升支上的房性早搏未下传，心室并行节律遭遇外围心室肌绝对不应期等。如果提前的冲动遭遇传导系统的相对不应期，则会发生传导延缓现象，虽然可以传导，但出现各种传导异常心电图。例如发生于 T 波波峰上的房性早搏遭遇房室交界区有效不应期，导致早搏的 P′R 间期延长；遭遇束支系统的有效不应期，会出现束支阻滞图形。通常右束支不应期比左束支长，室上性提前的冲动常引起右束支阻滞图形。这种提前的冲动落入下游传导系统不应期中的现象，系心脏电生理的生理反应，在非器质性疾病时，所以称为生理性阻滞，多见于提前发生的冲动和频率较快时。

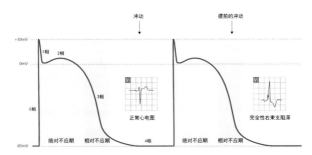

冲动　　　　　　　　　提前的冲动

+30mV
1相
2相
0mV
3相
0相
正常心电图　　　　　完全性右束支阻滞
绝对不应期　相对不应期　　4相　绝对不应期　相对不应期
-85mV

病理性阻滞

• 复极后不应期状态在动作电位的 3 相。当传导系统的不应期病理性延长时，或者是膜电位恢复很慢、或者是兴奋性恢复推迟到膜电位完全恢复以后，即膜电位的负值虽然已经恢复到正常水平，但对冲动的反应却不正常，从而发生传导障碍。从动作电位曲线的形态的角度来区分时相，此时发生的阻滞处于 4 相。

• 这种发生于 4 相的阻滞通常是病理性的，提示传导系统的不应期、膜电位存在病变，通常见于慢频率的冲动发生种种传导障碍。例如一个在 T 波结束之后发生的房性早搏未能下传，间接提示下游传导系统不应期延长。

（图 18-9）。

在动作电位 3 相期间发生的传导障碍是生理性的，而在动作电位 3 相以后发生的传导障碍，才是病理性的。3 相阻滞是快频率依从性的。

⊙ **房性早搏伴室内差传**

提前出现的 P′ 波，P′R 间期正常，其后可见宽大畸形的 QRS 波群，代偿间歇不完全。

⊙ **房性早搏伴干扰性 P′R 延迟**

提前出现的 P′ 波，P′R 间期较窦性 PR 间期长，其后有窄 QRS 波。

⊙ **房性早搏伴未下传**

提前出现的 P′ 波，其后无 QRS 波群，代偿间歇不完全（图 18-10）。

⊙ **房性早搏后第一个窦性搏动出现干扰 PR 间期延迟**

房性早搏后第一个窦性激动的 PR 间

图 18-10 心电图诊断：窦性心律，房性早搏，部分未下传。绿色和红色箭头标示的是提前的房性早搏。绿色箭头标注的房性早搏，配对间期 460ms，下游传导系统已经度过其不应期，能够下传心室。红色箭头标注的房性早搏，配对间期 420ms，更为提前，下游传导系统尚处于绝对不应期内，未能下传心室。

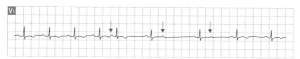

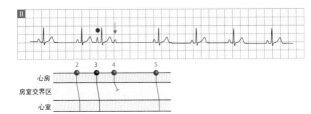

期明显较其他 PR 间期延长。

- ⊙ **房性早搏后第一个窦性搏动出现干扰性 P 波未下传**

房性早搏后第一个窦性激动的 P 波之后无 QRS 波群（图 18-11）。

- ⊙ **交界性早搏伴室内差传**

提前出现的倒置 P′ 波，其后可见宽大畸形的 QRS 波群，P′R<120ms，QRS 波通常呈右束支阻滞图形。

- ⊙ **交界性早搏伴未下传**

提前出现逆传的 P′ 波，其后无 QRS 波群；需与心房下部房早鉴别（图 18-12）。

- ⊙ **交界性早搏后第一个窦性搏动出现干扰性 PR 间期延迟或中断**

交界性早搏后第一个窦性激动的 PR 间期延长或中断，通常见于插入性交界性早搏。

图 18-11 心电图诊断：窦性心律，房性早搏。心电图基础节律是窦性心律，频率偏慢，约 64 次 / 分。第 3 个心搏是房性早搏，P′ 波高尖，与窦性 P 波截然不同。值得注意的是，第 4 个 P 波没有下传。第 4 个 P 波有可能是第二个房性早搏，但仔细观察形态，与窦性 P 波吻合，考虑仍为窦性 P 波。由于房性早搏呈插入性，第 4 个 P 波出现时，距离上一个心搏太近，下游室传导组织尚处于有效不应期内，故未能下传，这种阻滞是生理性的，并非病理意义上的传导阻滞。第 5 个 P 波到来时，下游室传导系统经过一个长间期的休息后，恢复了正常传导功能，故顺利下传。早搏后窦性心律 PR 间期延长和中断，常见于插入性早搏，通常上一个窦性心搏 - 早搏间期 > 早搏间期 - 下一个窦性心搏间期。

心电图诊断掌中宝

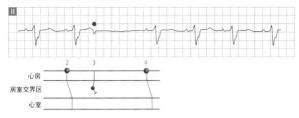

图 18-12 心电图诊断：窦性心律，非特异性室内传导障碍，交界性早搏。第 3 个 P 波呈逆行，来源有两种可能，低位房性早搏或交界性早搏。测量早搏的代偿间期完全，考虑交界性早搏。这个交界性早搏能逆行传导至心房，但下传途中，下游传导系统尚处于上一个窦性冲动导致的有效不应期内，故未能下传心室。

⊙ **室性早搏后第一个窦性搏动出现干扰性 PR 间期延迟或中断**

室性早搏后第一个窦性激动的 PR 间期延长或中断，通常见于插入性室性早搏。

第五节 Ashman 现象

Ashman 现象是一种特殊的室内差异性传导，是指任何心律时，在一次长 RR 间期后，提早出现的心搏时常伴室内差异性传导，这种心电现象称为 Ashman 现象，其可发生于多种心律之中。

心电图表现主要是长 RR 间期之后提前的心搏出现畸形的 QRS 波群，可呈束支阻滞或双束支阻滞图形，以右束支阻滞图形多见（图 18-13）。

第六节 双径路传导

房室交界处，可分离成传导功能不同的双径路。激动在双径路传导现象，

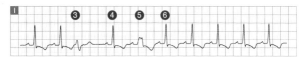

叫双径路传导。

⊙ 跨 R 波传导

慢径路传导速度慢，且不应期短，使发生于 R 波之前的 P 波越过 R 波而产生房室传导现象。

⊙ 房室 1:2 传导

一次室上性激动同时经由快慢径下传，先后到达心室引起两次心室激动（图 18-14）。

⊙ 慢径路下传引起的伪一度房室阻滞

当激动经慢径路下传且连续隐匿性激动快径路时（快径路蝉联现象），PR 间期延长，酷似一度房室阻滞。

⊙ 快慢径路交替下传酷似交替性一度房室阻滞

心电图表现为 PR 间期一长一短交替变化。

第七节 隐匿性传导

激动在心脏特殊传导系统中传导时，由于生理或病理原因，不能走完全程或传出，未能使心房或心室除极，心电图

图 18-13　心电图诊断：窦性心律，室性早搏，ST-T 改变。基础节律为窦性心律，频率约 94 次／分，呈窄 QRS 波群。第 3 个心室搏动提前出现，宽大畸形，代偿间歇完全，诊断室性早搏。值得注意的是，第 5 个心室搏动亦呈宽 QRS 波，呈典型的左束支阻滞形式，R 波宽钝有切迹，其前有 P 波，形态和 PR 间期与其他窦性心搏相同。心室搏动 5 呈完全性左束支阻滞形态的原系 Ashman 现象，因为室性早搏和回转的第 4 个窦性心律形成长 RR 间期，长 RR 间期与心室搏动 5 形成一种长 - 短周期序列，心室搏动 5 之后的窦性心律，因无长 RR 间期现象发生，故 QRS 波群形态正常。Ashaman 现象需要和 3 相或 4 相阻滞相鉴别，诊断 3 相或 4 相阻滞需要有频率的变动，或增快（3 相阻滞）或减慢（4 相阻滞），而 Ashman 现象发生时心动周期相同，只是之前出现长 RR 间期，与随后心搏形成长 - 短周期序列。

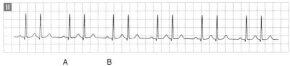

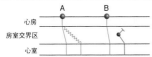

图18-14 心电图诊断：窦性心律，1:2房室传导。心电图波形成组出现，每组的模式是1个窦性P波–2个QRS波–QRS波至窦性P波的QRS波长。这种模式的心电图有两种解释，梯形机制图分别展示于A和B两：A，房室结双径路传导，每个窦性冲动下传心室时，首先经过快径路传导产生第1个QRS波；由于慢径路传导呈缓慢，至房室交界区共同出口时，下游传导系统已经度过了有效不应期，再次产生第2个QRS波；B，第1个QRS波为窦性下传，第2个QRS波为交界性早搏下传。这种心电图无法直接做出肯定的诊断，倘若有双径路存在的证据，例如食道电生理检查、心内电生理检查，或患者出现房室结折返性心动过速（自发发生或人工刺激发生）时，可以明确诊断1:2房室传导。

上无直接波形显现，但通过其他心电图现象可以间接揭示，故称为隐匿性传导。

⊙ 室早在房室交界区的隐匿性传导

室性早搏之后，窦性P波不能下传，代偿间歇完全。

⊙ 房早在房室交界区的隐匿性传导

未下传的房性早搏之后，窦性P波不能下传或PR间期延长（图18-15）。

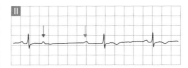

图18-15 心电图诊断：窦性心律，房型早搏未下传。红色箭头所示为房性早搏，未能下传心室。值得注意的是，房早后第1个窦性心律的PR间期延长，间接提示房性早搏虽然最后未能下传心室，但在传导系统侵入较深，早搏的隐性冲动遇到传导系统的相对不应期，导致PR间期延长。换句话说，未下传房早引起的隐匿性传导，干扰了随后窦性冲动的传导。

⊙ **房颤在房室交界区的隐匿性传导**

房颤时，出现长 RR 间期，恢复窦性心律后，未见二度房室阻滞。

快速的房颤波不断侵及传导系统，虽然大部分未能下传，但干扰了随后房颤的下传，导致长 RR 间期的出现。

⊙ **房室交界区早搏在房室交界区的隐匿性传导**

交界性早搏伴有前向和逆向阻滞时，不能产生 QRS 波群和 P 波，心电图上难以判断。但可导致随后的 P 波不能下传或传导延迟，产生假性房室阻滞（图18-16）。

临床指引

隐匿性传导

• 隐匿性传导虽然本身不产生心电图波，但可以对随后的传导发生干扰，导致传导变化。通过这些变化的传导现象，间接推测出隐匿性传导的存在。心电图上出现的很多干扰现象，本质是隐匿性传导所致的。

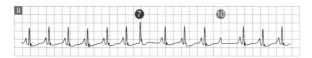

第八节 蝉联现象

两条平行下传的路径在下传过程中，冲动只从一侧下传，另一侧出现功能性阻滞，激动经其间的组织逆行隐匿性地传导至另一路径，造成另一侧路径的隐匿性激动，导致该路径在下一次激动到达时，再一次发生功能性阻滞，这种现象连续出现称蝉联现象（图18-17）。蝉联现象主要见于心率突然增快时。

图18-16 心电图诊断：窦性心律、交界性早搏。第7个为交界性早搏，提前出现，代偿间歇完全，QRS波形与基础窦性QRS波略有差异，但基本相同。第10个P波后，意外发生QRS脱落，酷似二度Ⅱ型房室阻滞。结合前面存在交界性早搏推断，第10个P波到来时，交界性早搏隐匿性发生，虽然未能产生逆行P波和QRS波，但造成房室交界区有效不应期存在，干扰了窦性P波的下传。

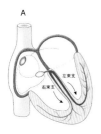
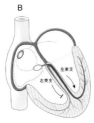
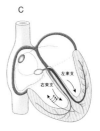

正常左束支和右束支同步激动　　　　　右束支发生功能性阻滞，激动　　　　左束支下传后的激动，逆行隐匿性激动右束支
　　　　　　　　　　　　　　　　通过左束支下传心室　　　　　　　支，使右束支始终保持有效不应期状态

图 18-17　右束支蝉联现象机制图。A：正常情况下，室上性冲动同步经过左束支和右束支激动心室，产生正常 QRS 波形。B：当右束支存在下传阻滞时，激动只能经过左束支传导激动心室，产生 1 次右束支阻滞图形。C：当右束支恢复了前向传导时，理论上右束支阻滞图形应该消失，但仍连续出现右束支阻滞图形，这是因为左束支下传的冲动激动心室后，逆行激动右束支，使右束支始终保持有效不应期状态，干扰了下传冲动，接连发生右束支阻滞图形。

临床指引

蝉联现象发生的基本条件

• 两条平行下传的路径出现传导速度与不应期不一致，例如房室结双径路、左束支和右束支。

• 发生提前出现的心搏或心率突然增快。

• 室上性激动沿不应期短的路径下传，同时还需向对侧路径逆向的产生隐匿性传导。

⊙ 左束支或右束支发生的蝉联现象

①右束支蝉联现象（左束支下传型）：右束支不应期长于左束支，激动径左束支下传并隐匿性激动右束支，连续出现右束支功能性阻滞（图 18-18）。

②左束支蝉联现象（右束支下传型）：左束支不应期长于右束支，激动径右束支下传并隐匿性激动左束支，连续出现左束支功能性阻滞。

⊙ 房室结双径路之间的蝉联现象

①快径路蝉联现象（慢径路下传型）：快径路不应期长于慢径路，激动径慢径

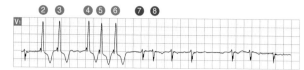

路下传并隐匿性激动快径路，连续出现快径路功能性阻滞。

②慢径路蝉联现象(快径路下传型)：慢径路不应期长于快径路，激动经快径路下传并隐匿性激动慢径路，连续出现慢径路功能性阻滞。

⊙ 希浦系统与旁道之间的蝉联现象

①希浦系统蝉联现象(旁路下传型)：希浦系统不应期长于旁路，激动经旁路下传并隐匿性激动希浦系统，连续出现希浦系统功能性阻滞。

②旁路蝉联现象(希浦系统下传型)：旁路不应期长于希浦系统，激动经希浦系统下传并隐匿性激动旁路，连续出现旁路功能性阻滞，导致心电图预激图形接连消失。

第九节 4 相阻滞

4 相阻滞是慢频率依赖性的。具有 4 相自动除极活动的心肌细胞，于膜电位恢复到最大舒张电位水平后，开始自动除极，其膜电位负值逐渐减小。在舒张

图 18-18 心电图诊断：心房颤动伴右束支阻滞型差异性传导。基础节律为心房颤动，心电图 P 波消失，代之房颤波，心室率绝对不匀齐。第 2 个至第 6 个 QRS 波呈完全性右束支阻滞图形，考虑差异性传导。假设单纯考虑 3 相右束支阻滞型差异性传导，R-R₂ 间期很短，第 8 个 QRS 波频率更快，而并未出现右束支阻滞图形；而 R₇-R₈ 间期显著大于 R₂-R₃，第 4 个 QRS 波群仍呈完全性右束支阻滞图形，似乎不应出现，因此考虑蝉联现象参与其中。

晚期到达的冲动，正处于膜电位负值减小之际，其应激反应不正常，从而发生传导障碍。

心电图表现主要是：

①心率减慢、长 RR 后出现的束支阻滞（图 18-19）。

②心率减慢时出现房室阻滞和束支阻滞。

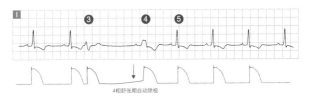

4相舒张期自动除极

图 18-19 心电图诊断：窦性心律，室性早搏。第 3 个是室性早搏，QRS 波宽大畸形，代偿间歇完全，其前无相关 P 波。第 4 个 QRS 波宽大畸形，粗钝低频，呈完全性右束支阻滞图形，可能是一个室性逸搏，但是由前有 P 波，PR 间期和其他窦性心律相同，仍考虑为一个窦性心律，之前以出现完全左束支阻滞图形，是因为室性早搏引起一长长 RR 间期，其间左束支膜电位自发性除极，等第 3 个 P 波下传心室时，因左束支除极不是建立在正常膜电位上的，所以出现传导阻滞图形。

第十节 心室内差异性传导

心室内差异性传导是一种暂时性室内传导异常，依赖于频率的增快和减慢，为可逆性功能性改变。可分为时相性和非时相性两类。

（1）时相性室内差异性传导：指心率增快、心动周期缩短引起的一过性室内传导异常。见于 3 相阻滞、Ashman 现象、蝉联现象和双侧束支或分支不应期不一致。

（2）非时相性室内差异性传导：指

心率减慢、心动周期延长时出现的一过性室内传导异常。见于 4 相阻滞、偏心学说、分支节律等。

第十一节 超常传导

心肌兴奋性在复极末期反常的高于完全复极时，即超常期，为时很短，这种超常应激现象造成了该时期内心肌的传导性反常的高于更晚的完全恢复期，称超常传导现象。

⊙ 束支超常传导

在束支阻滞节律中，提前出现的搏动反而出现 QRS 波正常化，提示提前的冲动通过阻滞侧束支的超常期传导（图 18-20）。

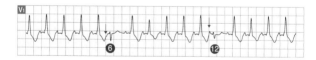

⊙ 三度或高度房室阻滞的超常传导

P 波落在 T 波结束处，可下传心室，而落在其他部位的 P 波则不能下传心室。

⊙ 房性早搏的超常传导

在频发房性早搏时，有时可观察到配对间期长的出现房早未下传，而配对间期短的则下传心室。

第十二节 魏登斯基现象

原来处于抑制状态的传导组织，在阻滞远端受到一次强刺激后，使原来受阻的近端激动得以通过阻滞区，称魏登斯基易化作用；在一次强刺激突破阻滞区下传后，随后而来的同侧阈下冲动，能够通过该阻滞区，称魏登斯基效应。这种传导阻滞的意外改善，是由魏登斯基易化作用开始，而由魏登斯基效应所维持，合称魏登斯基现象。（魏登斯基现象是超常传导的一种表现形式）

心电图表现主要是三度房室阻滞在室性早搏后，意外出现下传并连续下传（图 18-21）。

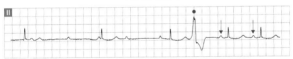

第十三节 并行心律

当心脏有二个起搏点同时并存，各自独立地发放冲动，其中异位激动点在整个异位周期内均受到保护，不为另一起搏点的激动侵入，称为并行心律。传入阻滞（保护性阻滞），是一种单向阻滞，可以防止窦性激动的侵入。传入阻滞是形成并行心律的电生理基础（图18-22）。

各型并行心律产生的机制相似。心电其图主要表现为：早搏的配对期间不等，异位搏动间存在倍数关系，常出现各类融合波，基本心律的节律重整。

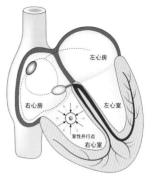

图18-22 心室内有一个室性并行点，能够不断的向外发出激动（绿色箭头所示），形成室性早搏，但是这个室性并行点周围有一层传入阻滞保护带，外围的窦性激动（黑色箭头所示）不能侵入并行点。

1. 室性并行心律

室性并行心律的心电图表现主要有：

①室性早搏的联律间期不固定，联律间期之间的差 >60ms；

②异位心搏之间可找出最大公约数。异位心搏长间期为短间期的整倍数，或长短不同的异位心搏间期之间可找到最大公约数，这个最大公约数可能就是异位起搏点的心动周期（图18-23）；

③伴有室性融合波。

2. 交界性并行心律

交界性并行心律的心电图表现有：

①出现联律间期明显不等的交界性QRS波群，有些提前出现，延后出现（图18-24）；

②逆传P′波可在QRS波之前、之后

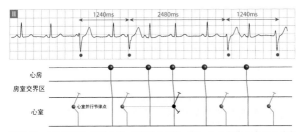

图18-23 心电图诊断：窦性心律，室性并行心律。第3、5、9和第11个QRS波宽大畸形（红色圆圈所示），T波与QRS波主波方向相反，诊断室性早搏。这些室性早搏的配对间期不等，有些出现于舒张晚期（R3），有些出现于收缩晚期（R5），在测量室性早搏之间的间期 R3-R5 为 1240ms，R5-R9 为 2480ms，R9-R11 为 1240ms，存在倍数关系，诊断室性并行心律。理论上，在 R5 和 R9 之间应该还出现一次室性早搏，但是这次室性早搏未能出现，难道是被窦性冲动侵入了吗？室性并行节律点存在保护性传入阻滞，不会被窦性冲动侵入重整，这次室性早搏未能按时发出的原因是正好遭遇到窦性冲动下传心室，除极心室后，心室内正处于有效不应期（梯形图上可见此次室性并行节律的发放，黑色圆球所示），恰好遭遇窦性冲动除极心室，故这次的室性并行心律未能发出，是一种干扰，并非表示被窦性冲动侵入。

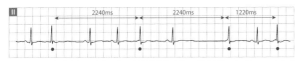

图18-24 心电图诊断：窦性心律，交界性并行心律。窦性心律，但第2、5、7和9个QRS波群（红色圆圈所示）前无P波，形态与窦性心律几乎相同，考虑交界性搏动，值得注意的是这些交界性搏动与之前的窦性心搏配对间期不一致，测量周期长R2-R5，R5-R7 为 2240ms，R7-R9 为 1220ms，存在倍数关系，诊断交界性并行心律。

或重叠于 QRS 波当中；
　　③异位 QRS 波群之间周期相等，或长心动周期为短心动周期的整倍数；
　　④出现房性或室性融合波。

3. 房性并行心律

房性并行心律的心电图变化有：

①异位 P′ 波形态与窦性 P 波不同，联律间期明显不等；

②异位心搏周期相等，或长的异位心搏周期为短的异位心搏周期整倍数；

③可出现房性融合波。

第十四节 反复搏动

反复搏动又称为反复心律，发生机制是心脏存在双径路，当一个心腔（例如心室）产生激动后，沿一条径路传导至另一侧心腔（例如心房），但同时激动在房室交界区沿另一条径路重新返回至产生最初激动的心腔（例如心室），再次激动产生冲动的心腔（例如心室，图 18-25）。

反复搏动最显著的特征是每次折返仅发生 1 次，而不是反复多次地被重复激动，仅表现为"单次折返"的反复搏动，属于一种特殊形式的折返。一旦折返连续发生时，说明其不是反复搏动，而属于普通的折返。

1. 反复搏动的心电图特征

⊙ 心房激动引起的反复搏动

心电图出现 P-QRS-P′ 顺序，第一

临床指引

并行心律性室速

• 心室内异位起搏点自律性增强与窦性心律并行形成的室速，不受主导节律的影响。当异位起搏点的频率增快超过了窦性心律时，异位起搏节律便控制心室。与加速性室性自主心律的区别是起搏点周围是否有传入阻滞。

• 心电图特征：①连续出现 3 次或 3 次以上的室性异位搏动；②心动过速第一个室早的联律间期不等；③异位搏动频率加速，多为 70 ～ 140 次 / 分；④室性并行心律性心动过速的停顿间期是室性并行心律性心动过速周期的整数倍数；⑤常伴有干扰性房室脱节；⑥常伴有心室夺获和室性融合波。

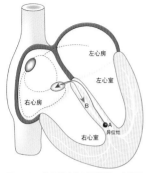

图 18-25 反复搏动机制示意图。心室肌内有一个异位灶，产生的冲动一方面激动心室，形成第 1 个 QRS 波 (A)；另一方面逆行向上激动，但同时又反折回心室，形成第 2 个 QRS 波 (B)，两条传导路径是不闭合的，因此反复搏动只发生一次。

个 P 波为窦性 P 波或房性 P′ 波，第 2 个 P 波为逆传 P′ 波，两个 P 波之间的 QRS 波群呈室上性，也可以伴束支阻滞而宽大畸形（图 18-26A 和图 18-27）。

⊙ 交界区激动引起的反复搏动

心电图出现 QRS-P′-QRS 顺序，第一个 QRS 波群来自于交界区，室上性，P′ 波为逆行 P 波，第 2 个 QRS 波也为室上性，是逆行 P 波下传心室所致。通常交界区逆行传导时间延长，RP′ 间期 >200ms，两个 QRS 波群之间的间距一般不超过 500ms（图 18-26B）。

⊙ 心室激动引起的反复搏动

心电图出现 QRS-P′-QRS 顺序，第一个 QRS 波群来自心室，宽大畸形，P′ 波为逆行 P 波，第 2

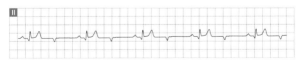

图 18-27 复杂心律失常的解释。心律成组出现，每组呈窦性 P 波-QRS 波-逆行 P 波。这个逆行 P 波的出现有多种可能。①逆行 P 波是低位未下传的房性早搏，形成房性早搏二联律。②逆行 P 波来源于交界区，形成交界性早搏二联律。③逆行 P 波亦有可能是房性反复心律。④逆行 P 波是房室结双径路引起的单次折返。请读者自行画出这几种可能机制的梯形图。

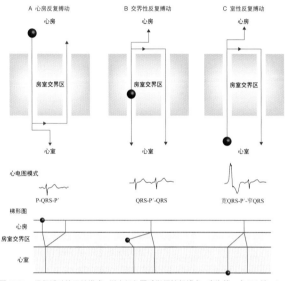

图 18-26　反复搏动的三种模式。图中红色圆球指初始起搏点，产生第一个 QRS 波。A：心房反复搏动，形成 P-QRS-P′ 模式，第二个 P′ 波逆向。B：交界性反复搏动，形成 QRS-P′-QRS 模式，P′ 波逆向。C：室性反复搏动，形成宽 QRS-P′- 窄 QRS 模式，P′ 波逆向。逆行 P 波的形成定要逆行激动穿透房室交界区，反复搏动能够发生的关键部位是房室交界区。心电图上需要与各种折返鉴别。反复搏动中，再次搏动与前次心搏之间的间期（PP′或 RR′）称为反复时间。一般情况下，反复时间多在 500ms 左右，比房室结传导时间长，说明反复搏动时房室结前传及逆传时间都有一定程度的延缓。这也是反复搏动形成的重要基础，给足传导系统不应期恢复时间，保证再次下传。

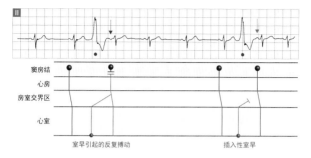

窦房结
心房
房室交界区
心室

室早引起的反复搏动　　　　　　　　插入性室早

图 18-28　心电图诊断：窦性心律，室性早搏，部分呈插入性，部分伴反复搏动。基础心律为窦性心律，红色圆圈标注的是两个室性早搏，QRS 波宽大畸形，T 波与 QRS 主波方向相反。第 1 个室性早搏后，出现了一个逆行 P 波（红色箭头所示），随后伴有室上性窄 QRS 波，考虑室性早搏逆行激动心房，产生逆向 P 波；同时逆传激动在房室交界区再次下传激动心室，出现室上性窄 QRS 波。整个心律失常特征呈室性 QRS 波 - 逆行 P 波 - 正常 QRS 波 "三明治" 模式。第 2 个室性早搏后紧随一个窦性 P 波（蓝色箭头所示）和窄 QRS 波，PR 间期 120ms，考虑为窦性心律，室性早搏表现为插入性室早。区别室早引起的反复搏动和插入性室早的关键是：反复搏动 QRS 波前的 P 波是逆向的。

个 QRS 波为室上性，是逆行 P 波下传心室所致。通常室房逆传时间延长，RP′间期 >240ms（图 18-26C、图 18-28 和图 18-29）。

反复搏动的心电图模式类似于 "A-B-A"，即 "三明治模式"。

2. 反复搏动和普通折返现象的鉴别

反复搏动的传导径路可用小写的英文字母 "h" 来比喻，室性反复搏动 "h"

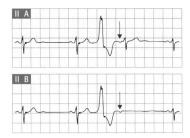

图 18-29 反复搏动的两种类型。A：完全性反复搏动，总体是室性 QRS 波 - 逆行 P 波 - 正常 QRS 波模式，实际上也是 2 个 QRS 波 +1 个 P 波的成组心律失常模式。B：不完全性反复搏动，室性早搏虽然逆行进入心房，产生逆向 P 波，但再次下传时，却受阻于房室交界区，实际是一种隐匿性传导。反复搏动模式呈室性 QRS 波 - 逆行 P 波模式，实际上也是 1 个 QRS 波 +1 个 P 波的成组心律失常模式。值得注意的是，如果没有 A 的出现，单独分析 B，心电图的解释也有这种可能；只是一次室性早搏，向心房逆传。

是直立的，房性反复搏动是倒置的。

字母"h"的两条竖线代表传导方向上存在两条径路，两条径路通过字母"h"中的横线相连，使激动前向传导过程中突然回折。回折后的激动能使激动起源心腔再次激动，但由于传导径路呈开放状态，故不能形成持续的环形折返运动（图 18-30）。

普通折返现象发生的单次折返应当从反复搏动的诊断中除外。普通折返时

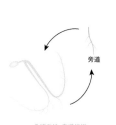

希浦系统 - 旁道折返

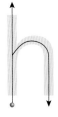

反复搏动

图 18-30 普通折返和反复搏动的折返径路区别。普通折返的两条径路要形成一个闭合的环路，冲动不停地在这个闭合的环路中运行，临床出现心动过速。反复搏动的环路是不闭合的，只能形成一次回转搏动。普通折返并非一直都产生心动过速，有时也会出现单次折返，单次折返就需要与反复搏动鉴别。

表 18-1 普通折返和反复搏动的鉴别

项目	反复搏动	普通折返
折返路径	开放呈Y形	闭合呈环形
折返次数	单次	单次、多次相持续
RP′间期	>200ms	<200ms
配对间期	500ms	200～400ms
折返径路稳定性	不稳定，依赖一定条件一过性出现	稳定，几乎一直持续存在
病因	多数伴有器质性心肌病	伴或不伴有器质性心脏病

临床指引

单次折返

• 临床最常见的折返现象发生在预激综合征及房室结双径路的患者，或有房内、室内折返的患者，其特点是患者心内存在固定或相对固定的折返环路，激动容易在闭合的折返环路上形成环形激动，周而复始的环形运动将形成心动过速，这些患者的心电图也能存在单次折返现象。

的 RP′间期常 <200ms，甚至房波与室波同时出现并发生重叠。经典反复搏动的发生依赖于房室结参与，完全性反复搏动中，激动需要穿透房室结而夺获对侧心腔，因而其传导时间 PR 或 RP′间期多数 >200ms。鉴别心电图的单次折返现象是反复搏动，还是普通的折返，观察这一指标十分重要（表 18-1）。

■ 苏立

重庆医科大学附属第二医院

第19章
心电图伪差

心电图机是灵敏的电流计，记录的图形容易受到各方面的影响，例如受检者的状况、记录环境、操作者错误操作等。凡不是由于心脏电激动而发生的心电图改变，称为伪差，会干扰心电图的判读。因此，初学者要学会区分伪差和真正的心电图图形。

第一节 非心电的电学干扰

1. 交流电干扰

心电图机具有很高的灵敏性，极易受外界电流干扰而造成心电图上的伪差，心电图出现一种有规律的每秒 50 ～ 60 次的纤细波形，干扰严重时甚至掩盖心电图图形，特别是细节（图 19-1）。

图 19-1 V 导联可见每秒 50 次/秒的锯齿状波形（箭头所示），系交流电干扰所致。

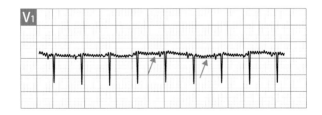

临床指引

交流电干扰的常见原因

• 周围环境有交流电用电设备，前提是不要影响患者的救治

• 病人肢体接触铁床。

• 电极板不清洁或生锈。

• 电极板下清洁不佳。

• 电极板捆的过紧或过松。

• 导联线或地线接触不良或断裂

• 心电图机性能故障

临床指引

肌电干扰的常见原因

• 受检者过度紧张，四肢肌肉未能放松

• 室内温度过低

• 电极板与皮肤接触过紧

• 病理性抽搐和颤动，例如甲状腺功能亢进症、震颤麻痹、脑瘫等

---

2. 肌电干扰

当患者的肌肉活动加强时，心电图会采集到肌电信号。肌肉震颤干扰的频率多在 10～300 次 / 分，表现为一系列快速不规则的细小芒刺样波，使心电图波形失真，甚至无法辨识，有时易误诊为心房颤动波（图 19-2）。

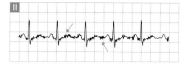

图19-2　心电图上肌肉震颤波（箭头所示）呈不规则的杂波。大体心电图 P 波、QRS 波和 T 波仍可识别，但 T 波形态因干扰严重无法判读

如果受检者并非病理性抽搐和颤动，嘱其放松四肢肌肉即可采集合格心电图（图 19-3）。

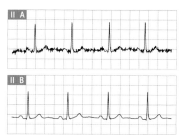

图19-3　A：患者紧张，心电图采集到明显的肌电干扰，无法判读 P 波和 T 波。B：嘱患者放松四肢后，重新采集的心电图，基线干净，心电图波形完整。

第二节 基线不稳

心电图基线不在水平线上，而是上下摆动或突然升降，影响心电图各波，尤其是 S-T 段的正确判断。临床上，急性心力衰竭、慢性阻塞性肺疾病急性发作、烦躁不安的患者，因呼吸急促，容易造成胸导联基线不稳，此时采集心电图不要勉强，只要无严重心律失常和 ST 段抬高即可，不要因采集心电图而延误患者的救治（图 19-4 和图 19-5）。

图 19-4 心电图基线不稳，仔细观察 QRS 波节律绝对不齐，诊断为心房颤动。因基线不稳，无法判读 ST-T 改变，不过观察红色箭头标注的心搏，并无显著 ST 段抬高或压低。

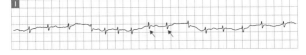

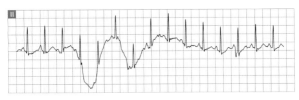

有时基线不稳，可以导致某些导联的波形变形，容易误诊某些异常心电图现象，此时对比其他基线稳定的导联，前后对比，即可排除或肯定诊断。这是初学者需要注意学习的方法，心电图分析中，如果对诊断存疑，可以对比 12 导

图 19-5 心电图基线不稳，采集自一位烦躁不安的休克患者，但仔细观察心电图，后半部仍可见明显的 P 波，诊断为窦性心动过速，无显著的 ST-T 改变。

心电图诊断掌中宝

联各导联图形，还可以对比患者此次采集和之前采集的心电图（图 19-6）。

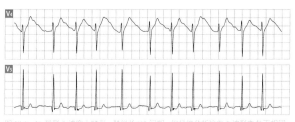

图 19-6　V₁ 导联 T 波宽大畸形，酷似长 QT 间期，但仔细分析这些 T 波形态各不相同，要考虑干扰可能，对比 V₅ 导联，可见并无 QT 延长现象出现。

有时，受检者肢体意外活动，可导致局部基线不稳，酷似某些心律失常，称为伪差性心律失常，并非真正的心律失常，而是心电图干扰，对比前后导联，即可明确诊断（图 19-7）。

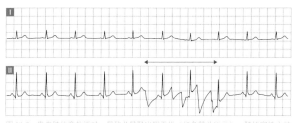

图 19-7　患者肢体意外活动，导致 II 导联出现干扰（红色箭头所示），酷似室性心动过速，但对比 I 导联，可见并无心律失常发生。

引起心电图基线不稳的原因有很多，常见的原因有采集心电图时，病人移动身体或四肢；呼吸不平稳，导致胸导联心电图基线摆动；电极板生锈，导电糊涂擦过多或过少；导联线牵拉过紧；电极板与皮肤接触不良；心电图机内干电池耗竭或交流电源电压不稳。

可以根据心电图干扰出现的导联，判断干扰来源的肢体，可帮助操作者加强对该肢体和导联的"护理"，消除干扰。判断肢体导联干扰的来源，仅需依靠三个标准导联（Ⅰ、Ⅱ、Ⅲ），加压单极肢体导联导联（aVR、aVL、aVF）用于验证（图19-8和表19-1）。

胸导联如果全部导联基线均不稳，可能与患者呼吸动度过大，在不影响患者救治的前提下，短暂嘱患者屏气即可消除干扰；有时是患者过于消瘦，电极和皮肤吸附不稳，此时采集心电图只要发现无严重异常即可。

图19-8 判断干扰的来源导联
Ⅰ、Ⅱ、Ⅲ导联中，Ⅰ和Ⅲ导联干扰最为严重，Ⅱ导联干扰程度最轻。Ⅰ导联是连接左上肢和右上肢，Ⅲ导联是连接左上肢和左下肢，两者共同拥有左上肢，而Ⅱ导联是连接右上肢和左下肢，干扰最轻，因此判断干扰来自左上肢，凡是左上肢参与的导联均有干扰。仔细检查左上肢是否存在肌肉紧张，导联是否贴近皮肤，导联糊是否擦涂过少等，消除干扰。

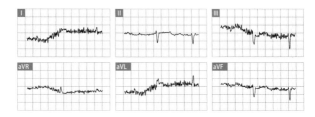

心电图诊断掌中宝

表 19-1 根据 Eintboven 导联体系判断肢体导联干扰来源

I 导联	II 导联	III 导联	干扰电极
+			右上肢
		+	左上肢
-	+		左下肢
+++			右上肢和左上肢
	+++		右上肢和左下肢
		+++	左上肢和左下肢
所有三个导联均有相同的干扰			右下肢

胸导联如果单个导联基线不稳，原因主要是该导联与皮肤吸附不稳所致，重新安放导联即可。

重症监护病房的患者，通常采用电极片贴附胸部皮肤，时间稍长，汗水、皮脂等导致电极片贴附不稳，心电波突然消失，酷似心脏停搏，但患者并无晕厥出现，听诊心音存在即可判断（图19-9）。

图 19-9 V₅ 导联电极脱落导致心电波消失，酷似心脏停搏，但同时记录的 V₆ 导联心电波完成，并无心脏停搏发生。

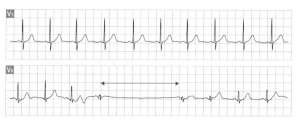

第三节 伪差性心律失常

伪差性心律失常是指心电图在描记过程中，因各种干扰因素所产生的貌似心律失常的图形。如果未能及时识别这种特殊类型的假性心律失常，有时可导致对患者进行不必要的药物治疗、心血管系统检查和起搏器植入。除常规心电图外，外差性心律失常广泛见于监护心电图、动态心电图、运动平板心电图。

基线不稳是伪差性心律失常产生的一个重要原因，肢体细微震颤可以出现酷似心房颤动的基线搏动，振幅较大时，甚至酷似心房扑动、房性心动过速（图19-10）。对比同时记录的其他导联，可以明确诊断。

图 19-10　伪差性心房颤动。aVL 导联基线不稳，酷似心房颤动波，但 RR 间期匀齐，对比 II 导联窦性 P 波清晰可见，实际心律为窦性心律。

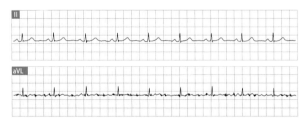

有时在检查心电图时，患者肢体意外抖动，会造成基线意外漂移，酷似室性早搏或室性心动过速（图19-7和图19-11）。

心电图诊断掌中宝

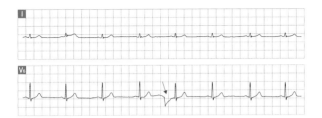

I

V₆

图 19-11 伪差性室性早搏。V₆
导联意外出现一个心电波，酷
似插入性室性早搏，但对比同
时记录的 I 导联并未见相应波
形，判断为伪差。

医用电器可对心电图机产生电磁干
扰，出现酷似心房扑动、心房颤动的伪
差性心律失常（图 19-11）。一些医用
电器涉及患者安危，不要为了采集完美
的心电图而随意关闭电源，这将使患者
处于生命危险中，例如呼吸机。移动电话、
固定电话的电磁也会对心电图机的记录
产生干扰。

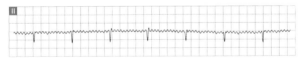

II

图 19-12 伪差性心房扑动。心
电图基线出现规整的小波，频
率 750 次 / 分，酷似心房扑动，
但实际心房扑动不会有如此快
速的频率，实为心电图干扰。

动态心电图的记录磁带可以反复使
用，如果前一位患者记录的心电图清除
不完全，残留的波形可以重叠于后一位
患者的记录中，出现复杂的伪心律失常
（图 19-12）。记录磁带走速不均匀，甚
至期间出现停顿，可以出现各种心律不
齐、心脏阻滞和心脏停搏的伪心律失常。

运动平板试验时，因患者的剧烈运动以及急促呼吸、汗水导致电极吸附不稳，心电图基线漂移明显，也会出现各种伪心律失常。

第四节 心电图导联安放错误

这是初学者最易犯的心电图采集的操作错误，即安放肢体导联时，把左手导联连接在右手，把右手导联连接在左手，形成左右手反接。左右手反接后，记录的心电图肢体导联图形就像右位心一样，涉及左手和右手的图形相反，例如Ⅱ和Ⅲ导联相反，aVL和aVR导联相反，但胸导联图形正常，另一个鉴别要点是正常心脏Ⅰ导联记录到直立P波，但左右手反接后，Ⅰ导联记录到全倒置P-QRS-T波（图19-13）。

有时，初学者甚至会发生把左下肢导联误放在左上肢或右上肢，也会导致记录的心电图波形发生改变。

如果胸导联安放错误，会出现胸导联R波演变顺序发生改变，导致人为的顺钟向转位或逆钟向转位，但一般不会影响心电图节律以及ST-T改变的判读。

临床指引

利用aVR导联检查心电图导联是否安放错误

• 识别导联/电极安放是否错误，最简便的方法是观察aVR导联的心电图图形

• 正常情况下，aVR导联的P波、QRS波主波和T波都是负向的，如果肢体导联安放错误，会使aVR导联的P波和T波直立

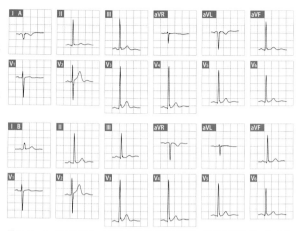

图 19-13　A：左右手反接。Ⅰ导联 P-QRS-T 波全部倒置，提示左右手反接。B：左右手导联正常连接后重新采集的心电图，对比 A 和 B，会发现 B 图中 Ⅰ导联的 P-QRS-T 波全部直立，波形正常化；Ⅱ和Ⅲ导联，aVR 和 aVL 导联图形互换，aVF 导联图形不受影响，因为其导联的连接方式是左下肢，胸导联图形不受影响。

■　鲁润鹏

天津市东丽医院